名張市立病院　総合診療科
笹本浩平 著

医学生・若手医師のための

誰も教えてくれなかった

ノンテクニカル
Non technical skills
スキル

Kinpodo

はじめに

　この書籍では、主に医学生や若手医師向けに今知っておくとおトクに実践できるノンテクニカルスキルをまとめています。

　なぜノンテクニカルスキルが必要なのか。**僕はテクニカルスキルに裏打ちされたノンテクニカルスキルを持つ人が最強だと考えます。** テクニカルスキル、つまり専門的な知識や能力は当たり前に持っていて、その上にプレゼンテーション（プレゼン）やコミュニケーションという潤滑油となる能力、つまりノンテクニカルスキルをあわせると、いろいろな人に専門的能力のメリットを伝えられたり、広めたり、適応できたりと叡智のシェアにつながると考えています。医療では今、テクニカルスキルとノンテクニカルスキルの融合が大切だと考えています。

　しかし、今の教育のほとんどはテクニカルスキルに偏っていて、ノンテクニカルスキルを軽視さえすることになっています。コミュニケーションの軽視は医療事故を大きくしてしまうと考えます。なのになぜ、コミュニケーションやプレゼンの方法を正しく、それもレベルの高い方法を教えないのか。医師は医療のことだけをしていればいいのか。僕は37歳の研修医になったときにとても困りました。自分の倍ほど生きてきた人にどうやって病態をわかりやすく説明し、治療方針を「医者にお任せ」ではなく一緒に考えてもらうようにするにはどうすればいいのかと真剣に悩みました。周りを見ても答えがあるわけではなく、先輩の真似をしても知識量が絶対的に不足している状態ではうまくいかなかったのです。

　そんなとき、自分が好きで進めてきたプレゼンのワークショップで自分が言っていたことを思い出しました。

　「相手の頭の中の言葉で語る」

これを実践しようと思いました。

　病態説明の時にたとえ話を使い、相手が知りたいことを予想して正しく伝え、治療の方法も選択肢がある場合は図を書いて説明するなど、相手の能力に沿った説明をするようになりました。

　話すときはその場にあった表情を作りながら、ペースも相手に合わせるなどコミュニケーションの手法を実践で使うようになりました。看護師さんをはじめとした病院スタッフには共通認識がある分野は専門用語で、医療職でない方々にはわかりやすい言葉を使って正しく伝達することをモットーとしました。

　そうするとだんだんと悩みが消えてきてある程度考えなくても自然にうまく伝えることができるようになりました。机上の理論を重視するのではなく、**どんどん実践で使ってTry & errorで正しいものを見つけにいくようにすることが、結局は一番いいコミュニケーションの形を得ること**を体験しました。

　研修医は時間が足りません。時間管理をしっかりしないといろいろと後手に回ることも経験しました。最短距離を見つける方法も大切ということに気づき、ひたすらに効率化する方法も考えました。効率化しすぎると失うものもあるということにも気づきながらいろいろな方法をシンプルに考えました。

　結局は「本質」を知ることが大切ということに最終的に気づきました。どんな事象にも、どんな言葉 にも本質が必ずあり、それを理解する方向に向かっていけばよいということに気づいたあとは、かなり研修生活が楽になりました。

　その本質を知るために大量の本を読み、知識を入れながらも、**自分の考え方の軸（行動指針の枠組み）をシンプルに持つ**ようにしました。それらがこの書籍で何回も出てくる「ヒト・モノ・カネ」、「彼を知り己を知れば百戦殆うからず」、「2Ｗ1Ｈ」です。今もこの3つをベースでほとんどのことを判断しています。自分の軸を手に入れた時、体が軽くなったような気がしました。本当に楽になったのでしょう。

本書ではそんな僕の行動指針をはじめとして、ノンテクニカルスキルを実戦形式で紹介しています。エビデンスがほしい方は成書と一緒にお読みください。しかし、**エビデンスだけで行動するとなかなかうまいこといかないノンテクニカルスキルが必要となる場面**では、ぜひ本書を参考にしてみてください。

2019年4月

笹本浩平

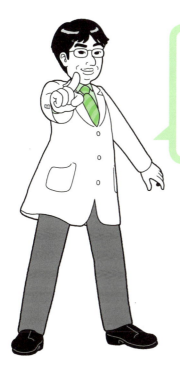

自分の軸（行動指針の枠組み）を持つことで世界は変わります。ぜひ教科書やデータだけに振り回されず、自分の軸を正しく持って行動してください。人生、少し変わるかもしれませんよ??

CONTENTS

はじめに …… 3

序章：本書の目的

1. 新たな気づきを持ち帰ってほしい …… 8
ノンテクニカルスキルの話 …… 8
自己紹介 …… 9
2. 行動指針の枠組み（自分の軸）を持とう …… 12
ヒト・モノ・カネ …… 13
彼を知り己を知れば百戦殆うからず …… 15
2W1H …… 18

第1章：自己研鑽編

1. 行動計画の策定法 ～すべて目標からの引き算で考えて行動しよう～ … 22
目標の探し方 …… 24
情報をまとめて Todo リストを作る …… 25
いざ実践！手段の目的化には要注意 …… 26
［応用編］臨床研修病院も目標からの引き算で …… 28
2. 学習効率の高め方 ～「学ぶ」ということを因数分解してみよう～ …… 33
Learning Pyramid の良いとこ取り …… 36
Input-Output をできるだけ高速に回そう …… 39
すべての知識は役に立つ ～Positive thinking のススメ～ …… 41
学ぶ目標を明確にもって勉強しよう …… 42
［応用編］国試勉強会 …… 44
3. 時間の最適化 ～時間を3次元に展開して上手に使おう～ …… 47
時間の3次元化とは …… 49
良質な休憩と睡眠は本領発揮のための準備時間 …… 49
他力本願の重要性 …… 52
他力を味方につけよう …… 53
［応用編］医療現場で用いる伝達方法 …… 54
4. 自己ブランド化 ～己を知り、自己肯定感を持とう～ …… 60
第一に自分を理解する＝バックグラウンドを長所として活かす …… 62
きわめる＝自分の長所を極限まで追い続ける …… 64
メンテナンスするための Output …… 65

第2章：コミュニケーション・プレゼン編

1. コミュニケーションに必要な3つのチカラ ················· 70

コミュニケーション・プレゼンテーションの重要性 ········ 70

コミュニケーションを素因数分解する ··········· 72

自分のチカラ（≒アイデンティティ）············· 72

相手へのチカラ（≒配慮する心配り）·········· 75

伝達のチカラ（≒伝える方法や態度・空間づくり）········ 78

2. Presentation WorkShop ··············· 83

第1幕：プレゼンのマインド ··········· 83

第2幕：プレゼンのアイデア ··········· 88

第3幕：プレゼンのデザイン ··········· 92

第4幕：プレゼンの伝達について ········· 97

［応用編］ショートプレゼンテーションの型を身につける········· 98

第3章：共同事業編

1. イベント参加者のニーズを把握し動機を高める宣伝術 ·········· 104

Audience-Centered Event ··········· 104

イベント運営の「ヒト・モノ・カネ」··········· 105

ニーズ調査目的で、まずは参加してみよう ·········· 106

ニーズを理解して提供することで参加動機へ昇華させる ········· 107

参加動機を高める宣伝術········· 109

2. イベント運営力を高めるコツとイベント開催実例 ·········· 113

人脈を含めた運営力を高める ··········· 113

全体を俯瞰する能力··········· 115

イベント創りには人々のつながりが基本となる········· 117

メンバー（仲間）に伝わるコミュニケーション········· 119

コミュニケーション・プレゼン、その前に知っておいてほしいこと ·········· 121

［実際編］「大阪どまんなか」········· 122

おわりに ··········· 126

コラム：僕の行動指針

30歳から医師を目指した理由 11／大学の試験を行う本質 19／僕の目指す"総合診療医" 29／研修先を選ぶ条件 30／Outputの方法 45／お金と時間の天秤 56／電車での移動時間を最適化する 58／手に入れた知識はすぐに応用 66／流れを読んだ会話とチカラ 81／Presentation WorkShopを創った理由 100／イベントに綺麗ごとはいらない 112／勉強会に参加する人ってやっぱり少ないですね 125

序章 本書の目的

1 新たな気づきを 持ち帰ってほしい

　僕が人と関わりあうときにいつも考えていること、最近では自然にできるようになったことは、「僕に会うことによって新たな気づきを持ち帰ってほしい」ということです。今まで様々な年齢、業種の人のことを考えたり、対話したり、一緒にイベントを立ち上げたりしてきた中で、「全方向性メリット思考」というのが自分の軸の一つであることに気づきました。

　ひとつのイベントに対して目標や、公言しているメリットだけでなく、一人ひとりがそれぞれ違う何かを持って帰っていただけるように、誰にも損をさせないように話したり、行動したり、企画することで、全体に和（輪）ができ、納得し、みんな笑顔になる…　そんな経験を続けていくことで、僕自身が結局は救われているような気がします。

　そしてさらにみんなを笑顔に、自分を笑顔にするために、常に相手の立場に立ったことを目の前で迅速にタイムリーに展開するスパイラルを回す。このことの総和によって、今の自分があるのだと思います。今の僕を作っているのはみんなの笑顔、みんなの納得なんだと思います。

ノンテクニカルスキルの話

　僕は本が大好きです。医師になった今も医学書はもとより、さまざまなジャンルの本を読むようにしています。とくにビジネスやプレゼンテーション（プレゼン）の本は好きで、何とかヒマを作って話のネタのために読んでいます。そういった話のネタを大好きな仲間たちとの飲み会で話すのです。

　ある学会の懇親会で大量のブルーシートを敷いた広大な空間で、ある後輩に言われました。「笹本さんの話って、飲み会で酔って聞いてるのになぜか覚えてられるんです。私の知りたい話をしてくれてるのはわかるんだけど、なんで頭に残るんだろう…」と。

　だいたい飲み会では症例の話や医学的な話はしません。行動指針の枠組

み（自分の軸）、コミュニケーションの手法、時間感覚、プレゼンなどの話ばかりです。医療の周りにあるけど、それは根底に流れる社会人としてのスキル。つまり「ノンテクニカルスキル」の話をするのです。特にプレゼンの話はわかりやすいらしい…。そういう話をして喜んで帰ってもらって数年後、久しぶりに会った後輩から、「先生に教えてもらったプレゼンテーションの方法やスライド、今でも使ってます」と。嬉しいじゃないですか。使える知識を提供できていたんだとこちらも嬉しくなりました。

　でも気づきました。そもそも飲み会で話している内容をこちらが覚えていない…。たいていは次の日に原因不明の全身倦怠感を呈した状態になっているので、どんな話をしたか覚えていないのです。それではこれからどんどんと忘れる頭になっていくのに質の担保ができなくなってしまう。だめだー‼　新たな気づきを持って帰っていただくには、どの話もいつも質の担保をしておかなければならないのに…。でもいつも同じような話はできている。謎のシステムですね。

　そんなとき、金芳堂さんに書籍執筆の依頼をいただきました。主に医学生や若手医師に早く知れば知るほど役に立つ医療の周辺の話「ノンテクニカルスキル」を簡単に実践してもらえるような内容でいかがと。それって僕の飲み会でのカンニングペーパーを作るってことですやん。今ちょうどやりたかったことですやん。ということで二つ返事で執筆させていただくことになりました。ありがとうございます。

自己紹介

　そういえば、自己紹介がまだでしたね。僕は 1979 年 8 月生まれの大阪人です。幼稚園以外すべて公立教育機関で学びました。大学は大阪府立大学総合科学部数理・情報科学科を卒業し、予備校の数学講師や教務主任をしたり、クリニックで経理処理の仕事をしたりといわゆるフツーのサラリーマンでした。しかし、クリニックで治っていく患者さんを見たことが、人生のターニングポイントになりました。「これや‼　これを提供するプレイヤーになるんや‼」と一念発起して 2010 年 4 月に京都府立医科大学医学部

医学科に合格。6年で無事卒業し、医師国家試験は一回で合格しました。初期研修で福井県の市立敦賀病院で全科当直（内科、外科、皮膚科など診療科の区別なく何でも診る）にもまれ、病棟管理の基本を教えていただき、後期研修は新専門医制度1年目で総合診療を選択し、三重県の名張市立病院総合診療科で診療することになりました。個性的でパワフルな先生たちに囲まれて上限のない研修を受けました。

　ここでも、よく質問を受けます。「なんでその研修先を選んだんですか？　失礼かもしれませんが、そんなに有名なところではないですよね??」と。これについても病院説明会の回り方にしっかりと軸を持っていて、それを実践しただけなのです。それも2施設とも自分にドンピシャの研修でとても充実した時間を過ごし、学生時代以上に積極的に医療系イベントに参加し、いろいろなキャリアアップもさせてもらえました。本文中でこのことにも触れましょう。

　そんな研修の間にも「ノンテクニカルスキル」をどんどんと磨いていきました。実際に診療をするときのコミュニケーションスキルの向上、医療系プレゼンテーションといわゆる劇場型プレゼンの違いの実践、チームビルディング、キャリアアップの際の勉強方法、そして何より研修現場での教えられ方。この経験が今の自分を形作っていると考えています。そしてそれらの経験を後輩に伝えて納得してもらって自発的に実践してもらえることで、ようやく自分の行動指針は間違っていなかったのだと自信を持って言えるようになったのです。

- -

　この本では、医学生や若手医師向けに今知っておくとおトクに実践できるノンテクニカルスキルをまとめています。 若い学年の医療関係者の皆さんにも参考になると思います。一つひとつの詳しい理論は成書に譲りますが、ここでは実際に実践してきた「実践的な智恵」を書いていきます。したがってエビデンスなどはありません。むしろ、**実践してきたからこそ生まれてきた方法論を簡潔にわかりやすく述べ、すぐに実行できるヒント（Baby Step）を書く**ことに注力しました。この本で僕の行動指針を通じて、

さまざまなスキルを身につけ、実践していってほしいと願っています。ぜひ踏み台にして、より高みを目指してください。

そしてこれを書いた後ももちろん新しいネタはどんどん生まれています。そんなup-to-dateな話はまた飲み会で。

Ｃｏｌｕｍｎ　僕の行動指針

30歳から医師を目指した理由

僕は2010年に京都府立医科大学に合格しました。時に30歳でした。12年遅れての学生として実は負い目を感じていることもありました。医師になるには多大な税金が投入されているといわれています。同じ医師になっても僕は10年くらいほかの皆さんより医師人生が短く、体力も下がり調子のころに初期研修を始めるわけです。費用対効果としては明らかに若い人のほうが得であり、将来性もあるでしょう。

しかし、そういわれたとしても、**自分の挑戦や経験が誰かの役に立つのではないかと思って頑張りました。日本という国は、挑戦は何歳になってもできる素晴らしい国です。**数学者＋教師＋医師のアビリティを持つ医師がいたっていいじゃないか、今までの経験が役に立つ場面だってあるんじゃないかと思って日々勉強しました。

合格してからも必死で勉強をしました。30歳で初めて生物を真剣に勉強しました。DNAやイオンチャネルの存在も31歳で初めて知りました。わからないことは12年も年下のクラスメイトに聞きました。分け隔てなく接してくれるみんなにとても感謝しました。確かに自分のコミュニケーション能力は人より高かったかもしれません。でもそれを受け止めてくれる仲間がいたのです。その存在には今でも強く感謝しています。そして今でも仲間として接してくれています。うれしい限りです。

挑戦は新たなプラスのスパイラルを生みます。若い皆さんがどんどん新しい挑戦をし、成長していく時代です。僕ができることはその挑戦について人生を少しだけ長く生きている人間としてアドバイスするくらいです。そのアドバイスもsmash hitを打てるときがあって、その内容をこの本に記しています。この本はみんなから得た時間で作られています。この場を借りて感謝いたします。

序章 本書の目的

2 行動指針の枠組み（自分の軸）を持とう

　よく「自分が迷子になっている」ということを聞きます。人生においてある判断をしないといけない岐路に立った時に大きく悩むことがありますよね。すべての事象に対しては対応できなくても、ある程度の**行動指針の枠組み（自分の軸）**を持っておき、それを人生の流れの間にアップデートしていくことがその悩みに対する答えだと考えています。自分の行動を最終決定するのは、自分ですから。

　僕の行動指針の枠組みは大きく以下の３つです。

> 「ヒト・モノ・カネ」
> 「彼を知り己を知れば百戦殆うからず」
> 「２Ｗ１Ｈ」

　判断に対して何か軸となるよりどころをもっていろいろな事象に対処するのです。そうしていくと、一つひとつの判断に対して自分として、だんだんと考えを標準化することができ、自信が出てきます。判断はその後の展開を左右することもあり、きわめて重要なターニングポイントとなる場合があります。

　人は一人ではそんなに大きいことはできません。昔の人の考え方に倣ったり、周りの人の影響を受けたりすることは往々にして存在しますし、それが悪いことではありません。しかし、まず「自分」が存在していることを認識してください。自分がいて、相手があって、それらが存在する空間がある。そういった多次元空間として世界を捉えることが大切なのです。その時に何か軸になるものをもって世界を見るクセをつけることでいろいろなことを相対的に理解したり、必要とする情報が集まったり、目の前にある問題や重要な選択に対して、上手に正しく判断できたりするのです。

　本書では僕の行動指針の枠組みをベースに書かれているので、まずはその解説をします。

ヒト・モノ・カネ

この行動指針の枠組みは、以下のようなものです。

> **ヒト**：対象者、チームのメンバーなど、その判断に対して利害関係
> が発生する人々
> **モノ**：必要物品、使える機械など。とりまく環境についてもこちら
> に含みます
> **カネ**：かかる金銭、費やす時間、利益など、自分を中心とした損得
> にかかわること。利害関係が発生する人々の損得も含みます

　<mark>上記が言語化でき、大きくプラスに傾く場合にその方向に進むのです。言語化できず、何となく良さそうという考えは、大きな決断の時にはできるだけ排除します。</mark>大きな決断でない場合も意識して「ヒト・モノ・カネ」を考えた行動を心がけます。

　そうした一つの例として「大阪どまんなか」という総合診療勉強会を立ち上げました。勉強会立ち上げの際は当時は1年上の医学生さんに声をかけられて、1回の飲み会で2つ返事でOKを出しました。それは「ヒト・モノ・カネ」で考えて明らかにメリットが大きかったからです。

> **ヒト**：対象は医学生と医師。スタッフも参加者から募集。国立大学
> の事務員さんもお手伝いしていただける。特任助教がアポイ
> ントメントを含めたバックアップ体制をとってくれる
> **モノ**：国立大学が全面的にバックアップしてくれる環境。開催する
> ハコ（会場・設備）もしっかり確保できる
> **カネ**：年限や使える額に制限はあるが、勉強会運営としては、ある
> 程度は使える状態。大学にとっては事業として大きな実績と
> なる。講師の先生には医学生の勉強会だからといって手弁当
> ではなく、大学の特別講師としての支払いを行える準備がそ

ろっている。スタッフは有名講師の先生と近い距離でつながりが作れるのと同時にイベント運営の経験を積める。参加者は普通では聞けない有名講師の話を一気に数人聞けるだけでなく、普段会うことがないであろう他大学の人たちとのつながりを作れる。自分自身には大きなプロジェクトを動かすという非常に得難い経験を得ることができ、広い人脈の形成ができるはずです。

⬇

ほぼ全方向にメリットがある。
（ただし、お金が大きく動くことを考えると**プロとしての対応**が必要）

⬇

自分の成長につながる

⬇

引き受けよう。やってみよう！

となるわけです。失うことがあるとすれば医学の勉強時間でしょう。そこは時間最適化を使えば取り返せると思ったので、人生の一コマを勉強会立ち上げにかけてもいいと考えて実行しました。

　結果、たくさんの友人ができ、たくさんのつながりができ、たくさんの経験を積むことができました。時給換算なんてバカらしいくらいのpricelessな時間を過ごしました。年限が決まっているからこそ集中してできたということもあります。人間、目標が決まっていないとダラダラとしてしまうようです。

　ちなみに、「プロとしての対応」とはお金をもらっている以上、対価として何らかのメリットを与える、ということです。学生であればネット講義の視聴に対してお金を払う代わりにわかりやすい講義を対価として享受することがそうですし、医療であれば国民の健康を守る代わりに診療報酬を受けるなどです。対価が提示できない場合は、信頼を失うことも少なから

ずあります。プロとしての対応をするためにはまず相手のニーズを理解し、そのニーズに対してプロとしてできることを提供することが必要です。ニーズについては第3章で詳しく述べます。

彼を知り己を知れば百戦殆うからず

　この言葉は、中国の春秋戦国時代（紀元前770年〜221年）に孫武という武将が記したといわれる『孫子』という13篇からなる兵法書の『謀攻篇』に記されています。この故事の意味するところは、「敵と味方、双方の事情通になれば、百戦しても危険なし」ということです。ここでの「彼（敵）」とは「情報」であり、「己（味方）」とは「自分の長所」を指します。

　元の文章は「彼を知り己を知れば百戦殆ふからず。彼を知らずして己を知れば一勝一負す。彼を知らず己を知らざれば戦ふ毎に必ず殆し。」であり、自分のことがわかっているだけでは勝負は五分の戦い、両方知らなければ負け戦に近いということです。どんなことも自分と相手の情報を集めるかがキーとなってくるということを表しています。

「彼を知る」

　世の中のトレンドは情報戦であり、「本質を見出す」、「本質を語る」ことが重要です。本質とはそのものごとの根本の性質・意味・要素であり、他人が他人の考え方で意味を修飾して伝わったものではなくピュアな性質・意味・要素のことです。「いろいろ言われているけど、それって結局○○よね」という会話文であれば○○の部分が本質です。本質を見出し、語るには情報が必要です。いま立ち向かっている問題に対してできる限りの情報を集めます。情報の集め方の基本は本質である「一次情報」にあたり、本質に近いが、集めやすく使いやすい「二次情報」をできるだけ信頼のある筋からの情報を集めることにあります。

> **一次情報**：他者の解釈のない大元の純粋な情報源
> **二次情報**：まとまっているが他者の解釈が入っている情報

　一次情報のメリットは大元の情報なので他人による解釈が入っていない純粋な情報であること。デメリットは一般に手に入れにくいことです。

　そして内容に数字があるときには注意です。数字にはとても説得力があります。文学的な表現より、一つ数字が出されるとたちまちその情報を信じてしまう傾向にありませんか？　そういったものが数字の魔力（マジック）と呼ばれています。

　数字に対しては敏感に反応してください。数字の魔力（マジック）から逃げるたった一つの方法は「その数字の出どころを明らかにする」ことです。その数字がなぜ発生したか、どこからどのような計算方法で発生したかがわからないときは完全には信用しないほうがいいです。なぜなら**数字は作り手が好きなように設定でき、作り手が、見せたいように表現している可能性があるのです**から。統計の計算方法を知らない人のほうが多いので、詳しい計算方法やデータの表示法、収集法などの統計手法を知っている人たちが情報を操作することさえできるのです。

　二次情報のメリットは情報がまとまっていて扱いやすく手に入れやすいことです。デメリットは他者の解釈が入っているので間違った内容や意味が伝わってしまうリスクを許容しないといけないことです。

　たとえば大学の定期テストに当てはめてみましょう。

　定期テストに絶対的に必要なものは「過去問」です。過去問なしに戦うのはどんな問題（敵）が来るかわからないところに向かっていって壊滅することとほぼ同等です。特に基礎医学は膨大な知識量を短時間で詰め込まれるわけですから、どの項目から出題してくるかわからないうえに、授業によってはメリハリがないためにどれが大事なのかがわからないことがあります。

　ここで、一次情報と二次情報は以下のようにまとめることができるでしょう。

16

> **一次情報**：試験範囲と講師が授業中に言った「試験に出る分野とその解説」と「大切なところとその解釈」
> **二次情報**：学生によって再現された「過去問」と「模範解答」

　一次情報からは今年の試験問題について一番有力な手がかりが示されるのですが、総じてどんな問題が出るのかまでは教えてくれません。また、講師の熱の入れ方が一定すぎる場合、どこが重要ポイントなのかがわからないこともあります。

　二次情報はしっかりまとめられたテスト形式になっていて情報収集としては比較的楽で簡単ですが、ひとたび間違った情報・解答が手に入れやすい状態で流れてそれが受け継がれると、過去問再現の精度が落ちてしまったり、間違った知識を学んでしまったりというデメリットが発生します。

　こうした**デメリットを減らすためには、一次情報と二次情報を複数のソースから手に入れることが大切です。つまり「情報の裏を取る」という作業をするのが重要です。**

　一次情報は講師の先生に直接聞きに行き、話をする中で有益な情報を手に入れます。先生もテスト問題自体は言わないけれど重要なことについては質問に答えてくれるはずですし、教えてくれるはずです。本来講義で伝えたい内容なのですから。

　二次情報もいろいろな情報ソースがある場合はいったんまとめて最大公約数を取るという作業が必要です。たとえば、複数の再現資料に共通の問題が掲載されていれば、その問題が出題された可能性は、より高いと言えます。解答についても出典など根拠が示されている場合は、精度が高い可能性があります。しかし、その出典元が、その文脈に合うかどうかは吟味が必要です。

「己を知る」

　自分のことをアピールすることは意外と難しいものです。自分の長所と短所を1つずつ合計30秒（約200文字）で相手に紹介できるかどうかを実

践してみてください。なかなか難しいと思います。自分の長所がなかなか見つけられない場合は自己肯定感を高めることが必要です。短所は意外と見つけやすいものです。どちらも客観視が必要で、自分を少し離れた「カメラ」で見るような感覚が必要です。また、客観視するために周りの評価に耳を傾けることも必要です。ただし、周りの評価は恐れないでください。それが全てではないのですから。

「己を知る」ということは自己ブランド化につながりますが、これは第1章の最後に詳しく述べます。

2W1H

「すべての行動は目標からの引き算で構成される」ということを念頭に置いて行動しています。そのための行動指針の枠組み（自分の軸）が「2W1H」です。2W＝Why・Whatであり、1H＝Howです。

Why＝目標（目的・達成したいこと）
How＝目標に必要な方法論
What＝やるべきこと（具体的な条件）

この枠組みを用いてどんなことに対しても目標設定するクセをつけ、意図しなくても目標に必要な方法論とやるべきことを実行できるようになることが必要です。2W1Hの考え方を身につけて意識することなく自然と自分の周りの社会に浸透させることができれば良いチームビルディングができますし、プレゼンテーションで重要なことを伝えるためのシンプルな思考などにも応用できます。この内容については本編でまとめてあります。

- -

みなさんもぜひ自分の軸を作って行動してみてください。行動指針の枠組み（自分の軸）の作り方はいろいろな問題について立ち向かった時のことを記録しておいて後で振り返り、**「共通する考え方を簡単な言葉や使いや**

18

すい熟語、故事成語で表現する」という方法があります。そうするためにはたくさんの知識を得る必要があり、そのためにはたくさんの本やWebの記事を読んだり、一次情報と二次情報を行ったり来たりして情報の本質を見極めたり、いろいろな人の話を聞いたりして、自分の世界を広げることが最重要となっていきます。これらの作業自体が自分の成長につながっていき、自然と行動指針の枠組み（自分の軸）が完成していくのだと考えます。若い方は焦らず、地道に実行していけば自然に身についていくので心配しないでください。そのためのヒントがこの本にはいろいろと書いてあります。自分探しの一助としても使ってみてください。

---

column 僕の行動指針

大学の試験を行う本質

　ある教授に聞いたことがあります。「うちの教室の過去問を再現するのはいいんだけれど、問題文が間違っていたり、解答に至っては明らかに間違っていたりするものがあって、それに疑問を抱くことなく伝わっているみたいだ。そのおかげでみんな間違った解答を書いているんだ。当教室では知るべき学ぶべき内容を正しく学んでほしいのだけれども…」と嘆いていらっしゃいました。

　当時、過去問のまとめを扱っていた僕としてはなるほど、素晴らしい教授というのは学生の行動を読んで、それに教えたいことをうまく乗せていってくれるのだなぁと感動しました。反対に困った教室は医学生に不必要であるような難しい問題や専門の知識を入れて近々の国家試験にも到底役に立たない問題にして力試しをするという本末転倒なところもありました。本来医学部という組織は医師になったり医学研究者になったりしたときに最低限必要な知識や先輩医師・医療者たちと議論するときに持っておかなければならない「現場の常識」を全員に学んでいただき、最低限以上の知識がそろった初期研修医・研究者を世に輩出するものだと思っていたのにがっかりしたことを覚えています。

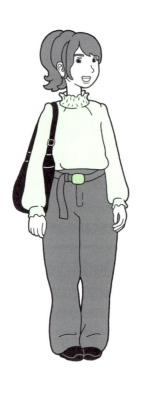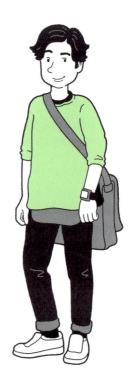

第**1**章
自己研鑽編

1 **行動計画の策定法**

2 **学習効率の高め方**

3 **時間の最適化**

4 **自己ブランド化**

　自分がいて、相手がいて、その空間がある。この章では「自分」にフォーカスし、自分のレベルアップに役立つコツをまとめています。

　すべての行動には必ず意味があり、目標があればより推進力をもって動くことができます。「目標からの引き算で行動する」ということを実践することが大切です。最適化された行動には「学び」が必要です。知識・知恵を一生かけて積み重ねていくことで、行動や個性が洗練されていきます。

　限られた時間を最適化して行動することが少ない時間で最大限の効率を生むことになります。他力をしっかり利用することによって効率を上げましょう。

　自分を理解することは自己ブランド化につながります。自己ブランドを理解し他人にも理解されることによって外部への扉が広くなるのです。

　この章を読むことによって自身の能力を上げ、次章にあるコミュニケーションのレベルアップのための基礎力を身につけましょう。

第1章 自己研鑽編

1 行動計画の策定法
~すべて目標からの引き算で考えて行動しよう~

　本項では目標からの引き算で行動することの方法論をお伝えします。人は目標が伴わないとなかなか行動できないようです。目標を正しく作り、そこから引き出される方法論を見つけ、実際に今しなければならないことを見つけ出す行動指針として「2W1H」をご紹介します。行動途中での落とし穴である「手段の目的化」についても説明します。

→ ここでのポイント！

- 「目標」→「目標に必要な方法論」→「やるべきこと（具体的な条件）を割り出し実行する」
- 手段の目的化を禁じ手とする

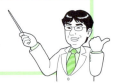

Dialogue：ポイントをつかむ

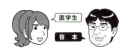

医学生：あー、どうしよーかなー将来の進路。今やりたいことは家庭医療だし。でもどこで何を学んだらいいんだろ。先生はどうやって初期研修先を決めたんですか？

笹本：僕は**「教育ができる病院総合診療医」になりたいと思った（目標）**から、その下地を2年間で学べて実行できるところを選んだかな。

医学生：ふーん、たしかに日本海側まで行って、全国各地でいろいろと学会発表や講演活動をされてましたよね。

笹本：そうやなぁ、ちょうどしたかったことができたところだったので全く有名ではなかったけど周りにも恵まれてとても満足やった。

医学生：いいなー、それをどうやって見つけるのかがむずいんよなー。

笹本：「したいこと」から始めるとだいたいうまいこといかない。目標（Why）→方法論（How）→やるべきこと・条件（What）の順番で探せばいい。

医学生：でた。プレゼンの基本や。

笹本：プレゼンも行動も所詮は一緒や。「教育ができる病院総合診療医」を目標にしたらどのようにそこにもっていくかを考える。人に教えるには自分がいろんな人から教わって教育方法を盗むのが大切なので、まずは「**複数の先生に教えてもらう**」**という方法論に気づいたわけやな**。独りよがりな先生に教えてもらってもなかなか伸びないので、**複数の教育熱心な先生がいるというのが条件になる**。「教育ができる」ということに対しては時間やお金も多く必要なので土日に束縛条件がきついのはつらい。講演会などに行くから土日の休みを含めたQOLの担保も必要。あとは行政とタイアップしたかったから地域で働くというのも条件に加えたかな。

医学生：順番が普通と逆やなー。「○○がしたい」ってところから始めて病院探してた。

笹本：「手技がしたい」というのは医療としては**手段（What：やるべきこと）なので、それを目的化してはいけない**。はじめから手段を目的化してしまうと、大元の目標が見えなくなって自分のやりたいことが迷子になってしまうわ。

格言「すべての行動は目標からの引き算で考えよ」

Baby Step
1. まず明確な目標を持つ
2. 目標に近づくための方法論を広く考える
3. その方法論を実行するために今やるべきこと・条件を考える
4. 手段を目的化しない

解説

ここでは目標からの引き算で考えて行動することの重要性を述べます。

目標の探し方

仕事や勉強がトントン拍子に進むときというのは、その仕事や勉強の目指す「目標」がしっかりしているときではないでしょうか。目の前のことをこなすのに大変であるかもしれませんが、客観的に自分を見た場合、目標に向かってまっしぐらな時ほど、しっかりと目の前の作業や学びが進められていると思います。

人間は目標がない状態で行動するのはどうも苦手なようで、方針が立たないことは不安なのです。また、目標自体を見失うこともあるでしょう。いわゆる「五里霧中」の状態です。

目標を探すには自分を見つめなおしたり、旅に出たり、ということに意味はなく、まずは「自分の目標（Why）」を紙に書いてみることをオススメします。パソコンではダメです。自分の意志で自分の体で自分の筆跡で書いてみましょう。パソコンでダメな理由は誰が書いても同じ文字になってしまい、周りにほかの誘惑があって（すぐインターネットで調べてしまったり、友達に聞いたり、過去のデータを見直したりすること）、集中力がもちません。そうすると自分に対して真剣に向き合っていない状況での目標設定になってしまいがちです。

目標がまとまったら次は「どのように目標を実現するか（How）」の方法論です。漠然とでよいので目標に近づくための方法論を書いてみましょう。目標を達成するのにどんな環境（Where）でどんな仲間（Who）と、どんな方法（How）でアプローチするのかです。もしこの時点で具体化できるのであれば、その勢いで次のステップである「いますぐor近い未来に何をする（What）」のがよいかも書いておきます。このあたりになると他人の意見

も参考にできるので、積極的な情報収集のフェーズに入ります。信頼できる人脈からの情報、なるべく一次情報、信頼性の高そうな二次情報から情報を仕入れます。ここで重要なのはそれらの情報のほとんどは誰かのフィルターを通っているので、本書の冒頭で書いた「行動指針の枠組み（自分の軸）で考えること」を高速実践しながら情報の取捨選択と理解を進めてください。何も考えずに情報を鵜呑みにすることは愚の骨頂です。必ず自分の軸で取捨選択して理解していきましょう。そうでないと自分の目標は誰かの目標になってしまいますよ。情報の大量暴露でアップアップするようならいったん整理してまとめてから行動するのがオススメです。Todoリストを作るのがその作業に当たります。

情報をまとめてTodoリストを作る

　情報整理の方法はいろいろあります。パソコンにワープロソフトを使ってまとめたり、情報集約ツールを使ったりします。**まとめるときにはTodoリストを作ることをオススメします。**Todoリストとはやるべきことをリスト化したもので、パッと見るだけで今やるべきことを把握することのできるリストです。

　なぜ情報をまとめてTodoリストを作るのか。それは一日、または短期間の目標を「見える化」して視覚に訴え、一日・短期間にすべきこととその周辺情報をシンプルに頭に叩き込むことで、タイムスケジュールと行動を最適化するためです。Todoの周辺情報を一緒に書き込むことでTodo実行中の調べ物が減り、作業に集中でき、作業時間を短縮できるというメリットが生まれます。リストに載せる情報としては以下のようなものがあります。

> 「日付・実行項目・優先度・期限」＋「必要な情報」

　「日付」は実行する日付ですが、書いておくことによって、いつやったかを振り返ることができます。
　たとえば僕のTodoリストを例に挙げてみましょう。僕は始業前にTodo

リストでその日の仕事を確認するので、日付は後日の作業で良いことだけに付けています。

〇月×日

回診→点滴と定期処方を出す。最優先

10：00　〇〇さんと面談（退院後のこと）

11：00　〇〇さんの嚥下内視鏡（目標15分で観察）

13：00　救急外来〜17：00

19：00　飲み会＠〇〇

● 原稿執筆：締切月末、優先、データはクラウドの〇〇フォルダ

● 研修手帳のまとめ：締切、来月末、ゆったりつくる

　スケジュール把握にもなるので、Todoを実行する時刻が決まっているときは時刻を書きます。「実行項目」は実行すべき事柄をできるだけわかりやすい単語で具体的にしながらも端的にまとめて書きます。「優先度」は作業する優先度で、「期限」は文字通りいつまでにやるかです。

　優先度は変更してもいいですし、期限は不可能であれば延長したりしてもかまいません。そして欄外にそのTodoで必要となる情報を書いておきます。そうすれば実行項目に使う情報も込めたリストが出来上がります。「詳しくは〇〇〇.pdf載っている」など参照先を書いておきましょう。または、クラウドのフォルダにまとめて資料ファイルを入れておいて、そのフォルダ名を書いておくのもオススメです。

いざ実践！手段の目的化には要注意

　情報を整理して「Why（目標）→How（方法論）→What（やるべきこと）」の流れができたら実践です。

　まずは「What」について計画的に実行していきましょう。期限を決めて行いダラダラとしないことが目標達成には大切ですし、一方でじっくり時

間と集中力をかけて取り組むのも一つのスタンスです。目標によって最適な行動をとってください。目標からの引き算で考え、「目標→方法論→やるべきこと」をはっきりさせ行動することによって、より目標へのビジョンが明確化でき、今やるべきことも浮かんでくるのです。目標がしっかり決定すれば今やるべきことが、たとえしんどいことであっても、目標のために必要だという確固たる自信をもって乗り越えられるはずです。**ビジョンを伝えれば仲間も動きやすくなります。**

用語解説：ビジョン

　組織のリーダーが描いた組織の未来予想図のこと。将来のある時点でどのような状態でありたいか、メンバー個々人がどのような成長を遂げていたいかなどを描く。たいていは情報量が多いのでリーダーは具体的ではなく抽象的にメンバーに伝えることが多い。ビジョンを聞いたメンバーの思惑との折り合いで目標が決まっていく。

手段の目的化は禁じ手！

　ここで注意すべきは目標を立てただけで喜んでいたり、Whatの部分だけが面白くなってWhatの部分ばかりを実践したりしてしまう、つまり「手段の目的化」に陥ってしまうということです。Todoリストばかりを作って喜んでいる人は、その行為自体が目的になってしまっています。そうなるとせっかくの目標が遠ざかってしまうだけでなく、目標の達成に時間がかかったり、見失ったりします。最悪の場合、目標への道筋を失った状態に転落してしまい、その選択をしたことにより行動が制限され、自由さえ奪われてしまうこともあるのです。

　たとえば、会議にナンバリングをしだすことです。イベントをやっていると、会議を"第〇回運営会議"と仰々しく銘打って、毎日のようにやっている団体を見かけます。会議を開催することは手段であるはずなのに、そのこと自体が目的になっていると考えられる団体の多いこと多いこと…。会議というものは、その団体の次の目標に向けて決定が必要な事項を決め

る手段で、参加メンバーによって事前に議題が挙がっていて、詳しい内容が会議以前に参加メンバーに通達されていて、最終的な意見交換＋方針決定の場になるはずです。したがって30分程度で終わり、頻繁に開くものではありません。決定事項を会議現場で決めようなんていうのは全く時間の無駄です。時間×時給×人数のお金を溝に捨てる行為そのものです。今すぐやめましょう。議題がないなら、そんな会議を開かなくてもあなたたちの団体は素晴らしい状態なのです。

応用編 臨床研修病院も目標からの引き算で

　目標からの引き算で行動することの一例として就職活動があるように思います。医学生さんであれば初期研修の病院決定ですね。自分は将来どんな医師になるのかが目標であり、そのためにどんな病院に行けばいいのかを決めるのに、前述した「目標からの引き算」が使えます。たとえば以下のように考えられると思います。

- Why＝目標：将来総合診療医として働きたい。場所は病院でもクリニックでも可
- How＝方法論：まずは初期研修で全身の診察ができ、一般的な病棟管理を学んで将来に活かす
- What＝初期研修施設で必要なこと、やるべきこと：
- ・全身の診察技術を身につけられるように「各科の垣根が低く、いろいろな診察技術を教えてくれる専門家がいる」
- ・一通りの手技を身につけられるように「指導医が熱心で細かく教えてくれる」
- ・得意な部分は後輩に提示ができるように「後輩研修医が生まれる土壌」がある

　上記のようであれば、リストアップした点に符合する病院・研修施設をを探せばいいのです。情報収集にはいかなる手段を使っても構いません。

インターネットでも、その病院で働いている先輩から聞いてもいいです。ただし、二次情報の場合はしっかりと自分で理解して行動指針の枠組み（自分の軸）で判断するようにしてください。情報の鵜呑みは初期研修期間を捨てることにもなりかねませんよ。

　このことは裏を返せば、面接試験の話題となりうるのです。初期研修医を採用する側は「将来の理想の医師像（目標：Why）、それをこの病院でどのように実現して（方法・道筋：How）、どんなことをしたいのか（条件・手段：What）」を熱意・能力・人間力とともに聞きたいはず。したがって、多くの病院では上記の話題が面接課題や小論文の問題になっていると思います。

　正しい面接は、なぜか蔓延している悪問である「どんな部活に入っていたか」を聞くものではないのです。僕もいくつかの病院の試験を受けました。僕は部活をしていなかったので、「部活には入っていませんでした」と答えて、一瞬で場を凍らせました。そのあとに話が進まなかったのですが、別に僕はそんなことを話すためにこんな遠いところまで来たのではないと思って逆に面接中に怒りを覚えました。全員が部活には入っていないというのを知っていただけただけでも良かったかなと思っていますが、部活をもって人を測ろうとするようであれば、話す話題がその程度のレベルであれば、そこの将来が見えますよね…。

ᴄᴏʟᴜᴍn 僕の行動指針

僕の目指す"総合診療医"

　僕は「総合診療医になりたい」のではなく、「教育ができる病院総合医」になりたいのです。「総合診療医というイメージ」の医師になるのではなく、医学教育・社会人教育ができ、医師としては地方の病院で活躍できる総合診療医になりたいという確固たる目標があります。

　「総合」というところには僕の行動指針の枠組み（自分の軸）である「ヒト・モノ・カネ」をすべて含みます。

　「ヒト」の部分は医師としての診断能力、病態管理力だけでなく、治療方針を患者さんおよびそのご家族とともに決定する patient centered medicine の考えを踏襲しながらも必要な治療方法や選択肢をコミュニケーション力に

よって正しく伝えられる人間力や交渉力、見た目や言動といった表面だけでなく、相手を同等の人間とみてコミュニケーションをとる社会人として患者さんに寄り添う包容力をもった人に成長したいこと。周囲の医療従事者をチームと考え、みんなで患者さんの治療を支えていくことに加え、チーム内での人間関係や意見を言いやすい環境を作ることを含めたチームビルディングの力なども持てるようになればいいなと思っています。さらに、病院より外のつながりもさらに広げ、さまざまな勉強会や講演会をするというある種の啓蒙活動も「人」を育てるという意味では必要だと考えます。

「モノ」の部分は正しい医療道具を正しいタイミングで正しい患者さんに正しい方法で使用することやパソコンなど現在の医療に必須な情報ツールについて人並み以上に詳しく、かつ自分の手足のように使えることなども含みます。PCのスペックについても詳しいといいですね。さらに自分を取り巻く環境全体に対して評価・改善のアクションを起こせる雰囲気も含みます。

「カネ」については医療を行った報酬として正しい賃金・地位をもらうこと。医師になって金銭感覚をいたずらに壊すのではなく、患者さんの立場に立てるような金銭感覚のままでいること。医療にはどういう経費がかかってどのようにして病院が利益を上げ、地域の住民に還元しているのかを知ること。義務である納税についてもただ納税するのではなく、納税金額などの計算を理解し、納得して納めること。

上記のことは「総合」について僕が考えるほんの一部のことです。医療は最強の「総合学の実践の場」と考えれば、必要とする学問は数学・物理学・化学・生物学・心理学・経済学・経営学・語学と…枚挙にいとまがありません。あらゆる学問の集大成を実践することが医療だと考えられます。「総合」というのは本当にある意味何をしてもいいという大きな包容力のある言葉だと思っていて、そんなたくさんの分野に造詣が深くそれでいて患者さんにわかりやすく還元できるような医師に成長する方向に向かっていけたら、それは僕の考える「総合診療医」になっていけているのだなぁと思います。まだまだ初歩の初歩、道半ばの半ばの半ば（1/2 の 3 乗で 1/8）状態ですが…。

---

column 僕の行動指針

研修先を選ぶ条件

僕が後期研修先を選ぶ条件は、目標を

目標
・地域で病院総合医をやりたい
・各地で医学教育のイベントを作り支えたい

と設定したとき、

研修先を選ぶ条件
・総合診療プログラムをもつこと
・総合医療の指導医が複数在籍し教育熱心であること
・以前から総合医療が必要である地域・病院であり、理解のある管理職が
　いること
・つねに医学生（3ヵ月実習あり）が実習していること
・研究するバックボーンが存在（大学）すること
・土日に休みがとりやすい環境・雰囲気があること
・外部での勉強会参加・資格取得や講演・発表することを奨励する雰囲気
　があること

でした。これを満たすのが2018年4月の名張市立病院だったのです。
　ちなみに僕の経験上ですが、僕にとって「初期研修にいい病院」とは以下の
条件があると考えています。

初期研修にいい病院
・標準的な医療が学べ、経験でき、教えられる
　　　複数の指導医がいて知識や経験が豊富
　　　標準治療が学べ・使える環境
　　　教科書通りの頻度で疾患を学べる
　　　事務員さんに協力的な人が多い
・書類仕事やdutyが少ない
・学会発表や勉強会へ行くことを奨励している
・研修医に重圧を与えない環境
・福利厚生が正しく機能している
・トイレと事務所と当直室がキレイ

　これだけ考えて情報を正しく理解して決めた病院だけあって、とても充実し
た後期研修を送りました。病院現場だけでなく、救急救命士さんたちと**メディ**

カルラリーに出場したり、いろいろなところに講演に行かせていただくことで人のつながりがさらに強固になり、広がりが強くなることで、どんどん自分の目指す方向へ進めています。

> 用語解説：メディカルラリー
>
> 　救急現場におけるチーム医療の競技会のことで、日本全国いろいろなところで開催されています。多くは医師・看護師・救急救命士で6名のチームを作り現場に対する医療知識や治療手技を競うチーム対抗戦です。救急医療、災害医療を含むさまざまな事象に対してのチームとしての対応力や実行力、統制力が問われ、様々な項目に対して採点されて順位が決まります。教育ツールや救急隊との連携ツールとしても使えます。
>
> 　なお、筆者は名張のメディカルラリーチームである「NABARI E・M・S Team Shin〜心〜」に所属し、優勝を経験しました。この優勝はチームの団結と鍛錬の結晶であり、団結によってコメディカルスタッフの業務や病院前救急の理解およびつながりを強固にし、その鍛錬によって通常医療業務のブラッシュアップにつながりました。

　目標を詳しく強く持ち、目標に向かっていろいろな方法論を実践するための知識と知恵と人とのつながりと人間力を身につけ、その方法論を具体化し、実践すればどんどん自分の生活が充実すると思います。「前へ進む」という言葉だけでは前に進めません。言葉を極限まで因数分解することが本当に前に進むヒントにつながるのです。そのためには語彙力だって必要になってきますよね。漢字変換するだけでなく「あれ？　本当にこの言葉遣いであっているのかな？」と疑問を持つ疑問力も必要ですね。

　すべての力の総和がいまの僕を作り上げています。一つだって引いてはいけないと思っています。みなさんもいろいろな種類のたくさんのチカラを手に入れてください。必ず将来の役に立ちますから。

第1章　自己研鑽編

2 学習効率の高め方
~「学ぶ」ということを因数分解してみよう~

　本項では学習（学び）とはいったいどうすればより効率が増すのかを教師をしていた経験からご紹介します。大切な点は、心理的な部分や工夫でどうにでもなるということに気づき、学ぶことをクセにするということです。学びを因数分解すると下のような式になると思います。

　学び＝（Input＋Output×N）（Feedback＋まとめる能力＋人とのつながり＋Positive thinking）

　以下、具体的にみていきましょう。

> **→ ここでのポイント！**
> - Learning Pyramid（ラーニングピラミッド）を正しく利用する
> - 手に入れた知識（Input）は可及的速やかに何回も使う（Output）
> - Input-Outputのサイクルを高速回転させながらフィードバックをする
> - 現代は情報過多でInputが多すぎるからOutput重視と考える
> - すべての知識は役に立つというPositive thinkingをもつ

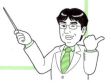

Dialogue：ポイントをつかむ

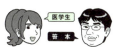

笹本：Learning Pyramid【図、P.34参照】の本質は、教えることが講義を受けるより教えることが大事ということではなく、ピラミッドを上から駆け降りることで結局は自分の勉強と成長につながり、その結果として教えることができるということなんや。…なんてことをプレゼンしてたことがあったなぁ。

医学生：たしかに国家試験の勉強って大学の授業聞いてもわからんし、ネット講義のほうが何回も見られるし講師の声も入って

くるし、それで問題集解いたり模試で実際に解いたりしたらちゃんと点数上がってきた。友達との勉強会めっちゃ楽しいし「あ、そういうところ気づくんや」とかいろいろな話題あるから勉強になるし、なんか覚えてる。で、結局人に教えるまでくると周りのことも合わせてだいたい覚えてるようになった。

▶ **Learning Pyramid（ラーニングピラミッド）**

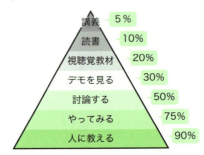

ラーニングピラミッドは「学習定着率」を表したものです。もっとも定着率が高いのは「学んだことを他者に教示：90％」とされています。たしかに「人に教える」という行為はかなり勉強になり、知識の定着もよいという体感がありますが、定着率は学習が進むうえが変わってきますので上記の数値はあくまで参考であり、人に教えることを目標に据えた学習をする手順を表していることが本質と言えます。
人は自身で学んだことしか教えられません。いきなり教えようとするのではなく、まずは正しい知識をinputすることから始めることが得策と考えます。

出典：National Training Laboratories

笹本：その流れいいよね。さらに五感を使うところもいいね。運動性の勉強というか。あと大学は国試予備校じゃないからね。つまり大学でのんべんだらりとやっているだけではしっかり国試に落ちるんや。

医学生：…。あんまりいうと後ろから襲われますよ。

笹本：ヤバい、ここは大学のカフェであった。Learning Pyramidの中では、**講義を聞くより人に教えるほうがより定着する**とされている。ただし、ここには大きな落とし穴がある。

医学生：なに？

笹　本：**人は自分で学んだものしか伝えられない**ということ。あの図は「教えあうほうがいいよ」という風潮を強めるために書かれたものとも考えられるんや。数字の根拠がわからんし、人によっては本読むより聞いたほうが早いとかいうし…、数字はいつも出所と計算方法がはっきりしないうちは疑わなあかん。

医学生：数学嫌いなんよね。

笹　本：せやから全体としてとらえる。あのピラミッドは上から下に駆け下りて、たまには一番上に戻ったりするのが大切なんやと思うわ。最近思うんは講義を聞くって、仕事し始めたらなかなか聞く機会少ないからやっぱり頂点なんじゃないかなと。

医学生：ふーん。今は講義ばっかりでつまんないですけどね。

笹　本：つまんない要因はほかにあるけど、これも言うとこの本が破り捨てられるからやめとく。

医学生：本てなに？

笹　本：いやーなんでもないなんでもない。話を元に戻すと、僕は医学生の時は2つの勉強会にいて、1つはもう十分国試通る連中と議論しまくる会、もうひとつはどちらかというと教えあう環境がある勉強会にいた。みんなも国試で必死やからこっちもしっかり調べて自分のものにして、ネット講義も見て、まとめ上げたわ。そのうえでDiscussionとTeachingの両方しながらやったから結局は知識定着したわ。

医学生：あ、大学図書館と某ハンバーガーショップでやってた勉強会のこと言ってましたね。大阪の御堂筋線の駅らへんでもやってたやつは？

笹　本：あれはTeachingを他大学の人ともするというイベント的なものやね。ほぼ全科目やったな。そうするとなぁ、国試現場でその問題が出るんや。それでそいつらの顔が出てくるんや。現場で嬉しくて泣きそうになったわ。**結局大事なんはInputだけでは自分の記憶の限界がすぐ来るけど、Outputすることで定着していけば意外と忘れないってことや。**

> **格言**
> 「講義を聞くという受動的態度ではなくOutputするという能動的態度をとろう」

Baby Step
1. Inputができているかを再認識する
2. Outputできる対象を決める
3. Outputする内容をシンプルにまとめる。記録する
4. Feedbackを行い、なぜうまく伝えられたか、伝えられなかったかを解析し、次回に活かす

解説

　そもそも「学び」という単語には深い意味があると思いますが、基本は「読み・書き・そろばん」ですよね。読んでInput、書いてOutput、そろばんはじいてFeedbackと考えてもいいし、Outputにブログを書く・パソコンでプレゼン作って発表する、としてもいいかもしれません。そろばんの現代版はスマートフォンやパソコンですから。そして記録することにもつながりますね。

　学ぶ姿勢の基本はアメリカ国立訓練研究所（National Training Laboratories）の研究にあるLearning Pyramid（ラーニングピラミッド）です。いろいろと言いたいことがある方もいらっしゃるかもしれませんが、あの図は【P.34参照】教育用としても使いやすいものです。ただし、**一番大切な学ぶココロの基本は「Positive thinking」と「学ぶ目標の明確化」**です。

Learning Pyramidの良いとこ取り

　Learning Pyramidは学習定着率を表したものです。

　講義（Lecture）5％に対し、人に教える（Teaching）90％とありますが、数字は関係ありません。数字が大きいからと言って「よし教えまくるぞ」といきなり教師側に立つのは愚の骨頂です。**人は「最初から教えることはできない」**のです。まずは講義などで情報のInputをし、自分の言葉で

考え理解して、人にOutputして、議論して、教えるという流れが大切です。新しいことに出会ったときには、その事柄の「定義」を正しく理解することから始めます。次に演習をしてOutputを想定したまとめを作っていきます。その過程で陥りやすい罠や問題解決のための創意工夫を見つけることができ、知らない人に教えたいことや伝えたいことを見つけまとめることができます。

「何でも教えることで勉強になる」と一足飛びの理論を話す人は、その人がもうすでに教えられるだけの知識や知恵、方法論を持っているからです。それらを持ち合わせていない初学者や新しい分野に挑戦するときにはLearning Pyramidの上から順番に下に行くように知識を定着させていくのが結局早道になります。さらに、「Input×N」ではなく、「Input & Output×N」で定着するのです。がり勉するだけでなくぺらぺらと人に話すくらいになるのが良いのです。

講義を聴いているだけでは定着につながらず、試験の問題をクリアすることにはつながりません。Output×Nは、過去問や問題集を解くことによっても得られます。国家試験や専門医試験の問題もそうではないでしょうか。臨床の世界だって最近は問題集が出ているくらいです。

Input＆Output×Nの実践例（僕の場合）

僕は医師国家試験の受験勉強として有名予備校2社のネット講義のうち大学で購入できるフルセットの講義すべてを視聴し、国試の問題を傾向が変わった後の7年分全問を解いて国試に挑みました。1年分で500問ですから、削除問題を考えても、3,500問弱あります。それらを数回解き、自分の長所は徹底的に伸ばし、弱点を科目別に分析して克服し、得られた知識や創意工夫をどんどん周りの人にOutputして勉強会も主宰して…、というようにLearning Pyramidを順当に駆け下りました。そのせいもあり、36歳という記憶力が低下していく年齢にもかかわらず、一回で医師国家試験に合格し、今現在でも国試の内容をもちろん全部ではありませんが、解説できるほどに覚えている状態になっています。日頃の臨床にも使えますし、

総合診療科こそ国家試験の全内容がそのまま使えるフィールドであるとも感じています。医師になってからも毎年全問題を解いていますが、まだ一度も合格ラインを下回ったことはありません。

　みなさんは過去問や問題集をひたすら解くことは大学入試受験生時代に、それこそ血眼になってしていたと思います。数学であればベクトルを使った図形の問題や回転体の体積の問題、物理であれば力学的エネルギー保存の法則を使った問題や振り子の問題、生物であれば遺伝の計算問題など、これでもかというように解いたと思います。あなたが立ち向かわなければならない試験が迫っている今こそ、あの**千本ノックのような「類題解きまくり習慣」を実践すればいい**のです。その効果は皆さんであれば心にしみるほどわかっているはずです。

Input＆Output×Nの実践例（大学の定期試験）

　大学の定期試験であれば**過去問を血眼になって探し、データ化し、共有し、みんなでOutputするように勉強会をして、みんな賢くなります。**これこそ教授の思うつぼでありますが、それでいいのです。まさにwin-winなのです。結局、教える側は教わる側のみんなが勉強して、教授が教えた内容を理解・定着・実践してくれれば教授の教育目標はある程度達成されたことになるのですから。方法論なんて何でもいいのです。すべては目標達成（Whyの達成）が大切なのです。

　大きく試験問題を変えないながらも核心を突いた問題を出題する教授先生こそ、しっかり授業内容と試験問題を練られており、みんなに勉強してほしい問題として親心のように作っていると思います。僕が研究で多大なるお世話をいただいた教室の講師陣が出題していた問題は毎年過去問と大きく変わることがなかったのですが、医師となった今でも医学的思考のベースとなっています。

　一方、国試よりはるかに難しい重箱の隅をつつくような問題をコロコロと変えながら出す教室の問題の内容は結局記憶に残りませんでした。去年の過去問を手に入れても模範解答はなく、たくさんの書物から調べまくる

のがやっとで、みんながめいめい勉強会でOutputするような時間がなく結局過去問の丸暗記になりました。定着ができなかった理由は授業を受ける側の目標（国試合格や卒試クリア）と教える側の試験問題に太平洋より広大で深い溝があったからだと分析します。試験を難しくして記憶に残そうなんてまさに手段の目的化も甚だしいわけです。

学ぶ目標を明確にもって勉強しよう

国家試験であれば、**国家試験予備校の講義を聴き、自分の言葉でノートをまとめInputを完成し、過去問を解きまくって、さらに勉強会でOutputする**のです。そうすれば知識の定着をしながら国試に合格もできる一石二鳥、いや、一石n鳥（nは2以上の自然数）となることでしょう。国家試験について一緒に勉強した仲間との時間や記憶は今でも宝物です。人とのつながりだって国家試験勉強からも生まれますし、人に教えるということでコミュニケーション能力や、物事をまとめる能力も上昇することもあります。

また、問題を解いていると文章中にいろいろな想定付与がされていますが、「ふーんこんな知識や考え方もあるんや」とか「こんな疾患があるんや」とか、本文の重要ポイントでない部分も脇役として出てくると思います。そういうのが頭に刷り込まれていくと、**そのうちどんな知識もプラスになるんや!! というPositive thinkingも自然と生まれてくると思います。受動的にやらされるではなく、能動的にやるというのが大切**なのですが、人間役に立たないことはやりたくありません。Positiveに考えることで先に進めることもあるのです。

Input-Outputをできるだけ高速に回そう

とても大事なことは手に入れた知識（Input）は可及的速やかに何回も使う（Output）ことです。こどもの時、新しく知ったことをすぐ親に自慢していたような気がします。大人になったら自慢ではなく雑談という形で人に伝えるといいかもしれません。僕は集中しているときは雑談しないです

が、少し時間ができた時には役に立つ雑談をよくしています。超絶忙しい看護師さんのお仕事の邪魔にならない程度にすぐに使える内容を雑談として。

　内容は医療でもそうでなくてもいいですが、相手も知りたいような内容にまとめて話します。ところかまわず鉄道の話ばかりすると困ったものですが、こどもさんが鉄道好きで…なんて看護師さんがいた場合には鉄道の話をしてみたり、左の腰のあたりが痛くて職員健康診断の尿検査で潜血2＋が出た時には研修医さんにエコーで水腎症を見つけてもらって結石の治療の大まかなことを話したり…。タイミングをうまくはかってその場に合う話を引き出しから持ってくる練習です。雑談感覚でいいのです。雑談をすることによって自分の知っている知識を自分の言葉を使って短時間で表現する練習ができるのです。

　ただ、ウケがよくないこともあるでしょう。大阪人としてはめっちゃ落ち込みますので、そういうときこそFeedbackの出番です。Feedbackでは原因究明、解決法の模索など前向きにInput-Outputを評価します。具体的にすることが大切です。何がどう足りないのか、なぜうまくいかないのかを感情ではなく理路整然と考えるのです。まさに「疑問力」を使うのです。そこで足りないところは知っている人に聞いてみるとか、情報検索してみるとか、ありとあらゆる手段で知識をアップデートします。それらをシンプルにまとめていくと、雑談力だけでなく、使える知識＝知恵に変わっていきます。「なぜ」を知恵に変換することが疑問力の本質だと考えます。スベることは成功の母であり父であるわけです。こういったInput-OutputとFeedbackのサイクルを高速回転させて知識を定着していくとコミュニケーションも上手になり、場の人間関係も円滑になります。

　まとめることができれば、記録しておきましょう。紙に書いたものはスキャナでPDF化して、探しやすくするためにファイルネームに検索しやすい文字を使って保存しましょう。自分のパソコンで何でも検索できるようにしておくことが情報の整理にも時間短縮にもなります。文書を一括管理するソフトを使ったり、ファイル名をしっかりつけて検索できるようにしたりフォルダにまとめたりするのもよいでしょう。検索で時間がかかるよ

うでは記録されていないのと同様です。探すのに時間がかからないように常にパソコンのデータ整理を心がけましょう。そして、外部のハードディスクなどに定期的にバックアップすることをお忘れなく。パソコンは水や電気に弱いので、USBメモリを手渡しにするときにバチッと静電気が発生し、データが飛んでしまうことがあります。実際にUSBメモリが再起不能になったことがありましたが、バックアップを取っていたためにデータそのものは助かりました。

　Inputも最近はパソコンで行うことが主流かもしれませんが、少々注意すべき罠が潜んでいます。Inputしているのか文字を打っているのか全くわからなくなるということが発生します。つまり、まとめノートを作るだけが目的になってしまう「手段の目的化」が発生します。

　本当に知識を定着させるときはやっぱり手書きですね。「勉強するときは手を動かせ」というのはあながち間違いではなくて、運動しながら脳をしっかり使うから知識が定着しやすいのだと思います。タイピングだと「タイプする」ために神経の無駄遣いをしていると思います。

　パソコンで文書などの編集をしていてもあまりいいアイデアが出ません。自分の字で自分の考えを紙に書くといろいろなアイデアが出てくるように思います。まさにOutputにつながるのです。情報過多でInputが多すぎるのでOutput重視と考えて行動しましょう。

すべての知識は役に立つ　〜Positive thinkingのススメ〜

　とりあえず生きてるだけでプラスです。Positive thinkingの最たるものは「生きてるだけで丸儲け」だと思います。やっぱりまずは健康であることが勉強でも仕事でもプライベートでも求められます。

　次に、どんな知識もどんな経験もかならず今後の人生の糧になると思うことです。僕は今の自分というのを積分で以下のように表現できると思っています。時間tについてE（t）が連続関数であると仮定すると、

$$\text{今の自分} = \int_0^{\text{生きてきた時間}} E(t)\, dt$$

と考えています。

E（t）というのは生まれてt秒後に出会った知識や得られた経験など自分に関するイベントを表します。それを**今まで生きてきた時間まで足し合わせて、今の自分が出来上がるのです。**一つでもその経験が加算されなかったり何かを引かれたりすることはありません。E（t）は正の関数でマイナスになることはありません。どんな知識であっても経験であっても必ずこの先の人生で役に立つのです。

たとえば医療ではコラボレーションが今流行しているようですが、それも医学以外の知識や経験を掛け算すればすぐにアイデアくらいは出ると思います。例を挙げれば、【医学×工学＝医用工学】で「ビッグデータの解析」、「AI」、「手術の時の３Dでの解剖の可視化」などです。【医学×マンガ】だったら血液細胞のマンガやアニメとか、皆さんが好んで使うあのテキストとか。イラストたくさんの本というのは手に取りやすいですよね。理解や説明のためにマンガの構成を使ったり、描いたりする技術はとても重宝します。【医学×麻雀】なら認知症予防とかに使えそうですね。点数計算とかも自分でやれば頭の活性化にもなると思いますし、何よりも４人でいろんな話しながら卓を囲めば頭への刺激はとても多そうですね。

学ぶ目標を明確にもって勉強しよう

Positive thinkingできるようになったら、次は目標を持つことです。人間目標を持たないとすぐに手段の目的化に陥ります。勉強の場合は「勉強をすること」が目的になってしまい、なかなか勉強は進まないと思います。なにせ「勉強」とは"勉めを強いる"ですからね、文字ヅラが良くない…。

よく子どもの頃に漢字の書き取りで、10ページ書きなさいということ言われましたが、ノートに漢字を10ページ書いても正直なところ何にもなりません。鉛筆代と時間と利き手の筋肉から出る乳酸や筋肉にエネルギー源

として供給されるクレアチンリン酸が無駄です。それよりも1ページ書いても漢字テストで満点取ってかっこいいとこみせたるで‼ という目的があればノート1ページ書くだけでも十分で勉強にも力が入り、創意工夫が生まれます。

　目標は崇高で高ければ高いほど、または俗物的で欲望が強ければ強いほど勉強に力が入ります。僕は残念ながら後者側です、すみません。僕は等身大でないと文章が書けません、すみません。ま、正味人間は俗っぽいものと割り切ってみてください。「勉強して医者になって銭儲けしてモテたるで‼」という考え方を否定する気は毛頭ないですし、そう思ってもらって大丈夫です。医師になることで助かる人、たくさんいます、経済も回ります。医師不足の世の中なんですから、そういった欲望のエネルギー、僕は大好きです。ただ実際は銭儲けできるかは人それぞれですし、モテるかどうかもちょっと保証はできませんが（笑）。

　医師になると「目の前の患者さんを何とかしたい」という目的で勉強することが多いです。この場合、目の前にそれもけっこう時間的に急ぐこともあるため、勉強に対してものすごい馬力が出ます。火事場の何とかです。今の自分でも客観的に見て「今までで一番短期的に勉強したよな」と思うことが多々あります。患者さんに起こっていることに対してアセスメントするための知識が本から必要であれば、たとえ高価なものであってもポーンと買ってしまいます。これも目的がはっきりしているからこそ成り立つ勉強のモチベーションです。

　銭儲け…でもいいですが、「国家試験に一発で受かる」を短期的な目的としてもいいと思います。はっきり言って医学生は国家試験に通らないとただの「ちょっと医療を詳しく知っている人」になってしまいます。免許というのは医師・医療者になるみなさんの人生にとってとても大事な証だと思います。

[応用編] 国試勉強会

国家試験の勉強会を開くメリットは以下の通りと考えます。

- 国家試験対策として学んだことを教えることによって自己の学習がさらに確固たるものになる
- 周りの人の進捗状況がわかり、自分との進捗と比べることで学習が遅れないようにできる。
- プレゼンテーションスキルが上がる
- 友達関係がより深まる。または新たな友達が増える

医療系の国家試験に出題される問題はある程度範囲が限られているため、学ぶことは誰がやってもだいたい同じです。そのうえ、臨床現場で必要になる知識の習得・スキルの向上にもつながるので、国家試験が近づく最終学年の前の学年くらいからは勉強会をするといいでしょう。資格試験ですので競争試験ではなく、みんな受かるためのハードル試験ですから、仲間意識をしっかり持ってやっていけばいいと考えます。

勉強会の「ヒト・モノ・カネ」は以下のようにまとめられると思います。

ヒト：地理的に集まりやすい人たちで同学年
モノ：国家試験問題集やネット講座など国家試験の点数に直結する
　　　ツール
カネ：交通費とカフェのドリンク代程度。場所によっては施設利用費

国家試験の情報はだいたい受験予備校が出しているので遅れず手に入れるようにします。自分の進捗状況を知るには同期との差と模試の偏差値です。

２Ｗ１Ｈで考えると、以下のような指針にまとめられます（一例）。

> Why：国家試験合格
> How：毎回１科目を数人で勉強する
> What：実際に出た問題を掘り下げた内容のプレゼンをする会にする

　僕が実際に運営・参加していたのは「御堂筋国試勉強会」というもので、大阪市の地下鉄御堂筋線沿線の友人同士で、大学はバラバラだけど、他の勉強会で知り合った仲間とその友達で国家試験の内容を逸脱しない範囲でプレゼンをしながら消化器、循環器、呼吸器…など１回２～３時間程度で１科目１科目勉強するという会にしました。開催場所は梅田のカフェで多いときは10人くらいになりました。

　わいわいやるといろいろな意見も出ますし、大学が違うのでそれぞれの進捗もわかりますし、何よりも楽しい。一人で勉強するとどうしても閉塞感を感じることがありますが、たまにみんなで話し合いながら勉強するのは気分転換という意味でもプラスになり、結局勉強の効率化と内容の深い理解にもつながると考えられます。まずは知識を講義や問題集やネット講義で仕入れてどのように教えるかプレゼンを考え、実際に教え、同時にみんなで議論もできる。その中でいろいろな疑問に気付き、それを仲間同士で解消しあうことで印象にも残るのです。まさにLearning Pyramidを駆け降りながら、どんな問題にもなぜそうなっているのかを考えられる疑問力もつけていき、生きた知識や知恵を効果的に得て現場で使える人間になる…そういった良いスパイラルをどんどん回していくことこそが学習の本質なのだと考えます。

○○lumn 僕の行動指針

Outputの方法

　僕の場合、Outputは講演会ですね。最近は執筆もさせていただいておりますが、やはり「話す」というところに重点を置くほうがきっちりとニュアンスまで伝わります。文字のデメリットは誰が書いても同じように見えることやいつでも読めてしまうことです。メリットとしては視覚的に訴えられる点や、記録になる点です。話すデメリットは相手の時間を使わせていただかなくてはな

らないことですね。つまり、時間×時給以上の価値を出さないと講演はできないと考えられるわけです。相手の知りたいことをリサーチし、しっかりまとめて重要なポイントを緩急つけて印象に残るように話して、そして満足していただく。やることは多いですが、講演の後はとてもよい充実感を覚えることが多いです。もちろん Feedback をして次につなげるので Input-Output に Feedback をつけて高速回転することもしっかり守って講演を続けています。

　講演中に気をつけていることは「シンプルに結論から」ですね。人間の集中は数分しか持ちませんから。初めから伝えたいことに全精力を費やします。伝えた後はほぼ漫談ですね。漫談の中でも 10 分に 1 つ程度は重要ポイントを入れて、90 分なら 40 分で 5 分休憩挟んで 40 分で 5 分余らせるなど、参加者の立場に立った時間配分を心がけるようにしています。そしてどんな側面からでも気づきが得られるようにいろいろなたとえ話を加えて結論を下支えしていきます。この心がけを数年やっていると最近は何事も結論が先になっていないとやきもきしてつらいのです（笑）。結論さえ伝えることができれば、あとは時間配分と参加者の反応を気にしながら漫談のレベルと内容を調節しさえすればいいのです。

　こういったアドリブに似たようなことは講演に慣れていれば簡単にできるようになりますが、スライドをシンプルにしておく必要があります。慣れていなくてもスライドの内容から派生することをその場で言えばよいのでスライドがシンプルであればあるほど調整がききます。ガチガチの busy なスライドであればアドリブがきかず逃げ場がなくなります。それにスライド作成に時間がかかり、プレゼンを作るつもりがスライドを一生懸命作ってプレゼンに仕上げる時間が無くなってしまうという本末転倒かつ手段の目的化となってしまいます。
　シンプルなスライドでシンプルに講演しシンプルな Output とすればその講演で使った内容は自分で完全に理解できていることになります。Let's simplify your presentation！詳しくは後述の「Presentation WorkShop」をお読みください【P.83 参照】

第1章　自己研鑽編

3　時間の最適化
～時間を3次元に展開して上手に使おう～

　本項では自分の時間の最適化ということをお伝えします。「時間は平等に与えられている」とよく言われますが、はたしてそうでしょうか。僕には時間には「濃度」という概念が隠れていると考えています。同じ時間でも人によって上手に使っている人とそうでない人がいるのではないでしょうか。どうやら時間には上手に使う方法があるようです。本項ではそのヒントになるようなことをご紹介します。

→ **ここでのポイント！**
- 限られた実時間でも、集中力を高めることで濃度を深められる

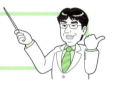

Dialogue：ポイントをつかむ

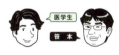

医学生：先生っていつも3人ぐらいいるんじゃないかって思うんです。医師やってて、学会で発表して、講師やって、イベント運営やってて、みんなと飲み会やってて…。どうやってるんすか？？　いつ寝てるんすか？？

笹本：だいたい23時に寝て5時半に起きとる。で、いろいろいっぺんにやってるように見えるかもしれんけど、そうでもないんや。時間をうまいこと管理してやっとるだけなんや。**時間って平等に与えられるし、それは正しいわ。でも、濃度は人によって違うんや。**

医学生：濃度？　濃かったり薄かったりするんすか？

笹本：せや。集中力が上がってるときは気がついたら時間が経ってる経験あるやんな？

[医学生]：ありますあります。

[笹本]：それも集中して仕事できたら気持ちいいし、大体うまいことにいく。で、その集中できる時間帯がどうも人によって違うっぽい。**まずはしっかり寝ることや。これがプロの基本や。仕事は体と頭を資本にして成果物を生み出す商売やから**。僕の場合は、朝起きてから昼までがゴールデンタイムレベルに集中できる。そのときにやるべき仕事、たとえば医師だったら回診や上司の先生とのディスカッション、医療関係者さんとの打ち合わせなどにあてる。カルテも書かなあかんし、正確な指示もせなあかん。むちゃくちゃ集中しないと間違ってまずいことになってしまう。

[医学生]：たしかに。それも朝にいろいろな指示を出せてたら、**看護師さんたちも動きやすいですよね**。

[笹本]：そうなんよ。せやから、朝に集中できる方が得なんよ。これは職業にもよるけど、基本的に朝から働いていて、朝に作戦会議をして、実行して帰る前にフィードバックする時間を生むということにもなるんよ。それもエラーが発生しても取り返せるチャンスが発生する。朝のスタートダッシュが遅れると仕事は後ろへ後ろへ行ってしまう…。こうなったら残業は必至やな。

格言1　「自分の集中時間を知り、できれば朝型にせよ」

Baby Step

1. 一番集中できる時間をメモする（感覚でもいい）
2. 精神的休憩と肉体的休憩を作る
3. 決まった時間に起床する練習をする。睡眠時間は1.5時間の整数倍（6時間、7.5時間など）

解説

時間の3次元化とは

　1日は24時間です。ここでは24時間を「実時間」と定義します。**実時間は平等で、だれにでも与えられる普遍的な物理的な時間です。**

　では、なぜ効率的に使っている人とそうでない人が現れるのでしょうか。その解答の一つとして、僕は時間に濃度があると思っています。**自分の一番集中できる時間、リラックスしてアイデアが出る時間など…いろいろな活動に最適な時間帯を客観的にとらえて、覚えておいて or メモしておいて、その時間に最適な作業をする。**そうすることによって、自分自身の実時間を最適化でき、効率的に作業ができます。

　1日にできることは数式にすると

> 1日にできること＝（実行係数）（実時間×集中力＋他力）

で表されると考えています。時間の3次元化とは、つまり「実時間」「集中力」「他力」の3つの軸を意識して活動することです。

　正確には「集中力」は時間帯によって変わる連続関数のようなものですから積分記号が必要ですが…単純化すると上のような計算式になると思います。**実行係数は知識であったり体調であったりコミュニケーション能力であったりと自分自身のベースの能力ですね。実時間は定数なので変えることができませんが、集中力を上げると1日にできることが単純に増えます。**のんべんだらりとやるよりしっかり集中してやる方がよく、また、その集中を得るためにしっかりと休憩や睡眠をとることが大切です。

良質な休憩と睡眠は本領発揮のための準備時間

　休憩には「精神的休憩」と「肉体的休憩」があり、精神的休憩は趣味や好きなことをする時間で、肉体的休憩は睡眠時間や食事時間など生理的な

活動に費やす時間です。睡眠時間はREM（Rapid Eye Movement）睡眠の関係で1.5×N（N=4,5）がよさそうです。夜、速攻で寝るための環境づくりも大切です。寝る前に酒やスマホやテレビは禁忌選択肢です。体にできるだけ刺激を与えないようにしましょう。寝る準備、つまり寝床の準備や歯磨きなどはルーチン化しておくとよいと思います。

　就寝についての環境整備ができたら、次は**定時に起きる練習**です。**毎日の目覚まし時計の設定を変えないでください**。たとえば月曜から木曜日は朝7時に起きて出勤、金曜日は6時30分に起きて出勤という流れであれば、金曜日の起床時間に合わせて毎日6時30分に起きてください。休日も同じ時刻に起きてください。そうすると、朝に空き時間が生まれ、定時に起きる練習にもなります。朝の空き時間の重要性は皆さんおわかりかと思います。この習慣を続けていき目覚ましより数分早く起きる、つまり、「目覚まし時計に勝つ」ことができるようになると完璧です。

　次に、1日にできることの数式の最後の項**「他力」**について説明します。

> **→ ここでのポイント！**
> - 他人、他の物の能力を使って、自分の時間やできることを最大化する

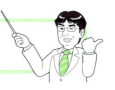

Dialogue：ポイントをつかむ

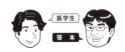

笹本：さっきめっちゃいいこといってくれたやん。

医学生：え??

笹本：看護師さんたちも動きやすいって言うたやん。**つまり他人の時間や機械の時間を正しく使わせてもらうんや。**たとえば医師って指示出しすることが多いんやけど、血液検査をオーダーするときや。

医学生：救急室とかで出しまくりですね。

笹本：そうや。病歴を聞きまくって鑑別することはもちろん大切で必須なんやけど、血液検査って時間かかるもんや。看護師さんに採血してもらって、検体を得る。そのあと検体を検査室に提出。血液ガス分析などは2分くらいで出る。血球数などは10分くらいで結果が出る。でも生化学検査は30分〜1時間かかってしまい、項目によっても結果が出るまでの時間が違うんや。結果が出る時間軸を知っておくと、その間に患者さんから追加の話を聞いたり、違う患者さんの診療にあたったりできると思うわ。つまり、その時間を他者から借りたことになるんや。せやから看護師さんの動きを見ながら、できるだけ早めにオーダーして潤滑に仕事を回すのが大切やね。「人にお願いするときはシンプルに丁寧にお願いする」がキーポイントや。

医学生：なるほどー。

笹本：時間を借りる相手は人でなくてもよくて、パソコンでもアプリとかサービスでもいい。

医学生：どういうことですか？

笹本：たとえばパソコンに働いてもらえるようにするんや。寝る前にOSのアップデートをかけておけば朝になったらアップデートできてるとかな。日中にやってたら自分がしたいときにパソコンが使えなくて、自分の時間を損してしまう。パソコン用語でいうと「アイドル時間の活用」ってやつや。

医学生：なるほど。

笹本：で、一番大事なことがある。他人様の力を借りるときは尊敬の念とお願いしているという態度や。

医学生：コミュニケーション能力ですね。

笹本：せや。それはまた今度説明するわ。

> **格言2**
> 「いろんな他力を使って自分の時間を最適化せよ」

Baby Step

1. 使える「他力」をリストアップしてみよう。それによってどれだけ自分の時間を肩代わりしてもらえるかも考えてみよう
2. 人の時間を使うときには丁寧なお願いを心がけよう。「今話しかけていいですか？」「今お時間よろしいですか？」などで会話をスタートしてシンプルにしてほしいことを伝えてみよう

解説

他力本願の重要性

　次に、使える「他力」をリストアップしてみましょう。たとえば、一緒に働いている仕事仲間の能力と活動時間、空き台数や混雑状況、サービスなどです。それらが一番輝く時間を見極め、お願いするのです。他力本願は時に思わぬ力を発揮してくれます。**他力、つまり自分以外の能力や時間を使わせていただくことによって自分一人で1日24時間にできる作業よりも多くの作業をすることができるのです。**

　学生イベント立ち上げでしたら、**どこの誰がどんな分野に得意で、どの時期に時間がとりやすいのかをある程度把握する**ことが大切で、スタッフになっていただく時点である程度のおおまかなスケジュールも含めて聞いておくといいでしょう。住んでいる場所が遠い場合は通信手段も確認しておくとよいです。

　現代では基本的にパソコンを使って成果物を作ることが多いので、パソコンのスペックに対してもある程度気を配っておく必要があります。現在、売られているパソコンであればよほどロースペックでなければ通常使用において困ることはありませんが、CPU、メモリー、ストレージ（SSD＋HDD）はパソコンの根幹に関わってくるものですから、ややハイスペックなものを選ぶのをオススメします。

学会のポスター作成ならどのソフトを使えば早く正確なものができるかということを知り、そのアプリに精通し、使いやすい印刷サービスを探して、いつに出せばどれだけの費用でいつ送られてくるか、その時間軸を頭に入れてアイデアが出やすい時間にポスター制作するとよいでしょう。

病院勤務でしたら、上司がいつどこでどんな仕事をしているのか、上司がいつ手すきになりやすいのかなどは基本の知識です。働いて1ヵ月で見つけるようにしましょう。電子カルテを快適に使いたいのであれば、電子カルテ用のパソコンが混雑していない時間をチェックして、その時間帯にカルテ入力を合わせるのです。どうしても朝書く必要がある場合は、空いている時間帯を見つけてみてください。

僕が働いている病院では1時間の休憩がしっかり与えられているので（勝手に）昼ご飯を11時～11時半ごろに食べて、30分くらい休憩して12時くらいから病院が昼休みの時間に入る時間帯に電子カルテを使用しています。病院システムとしての「アイドル時間」を利用するのです。パソコンは電力さえあれば実時間すべてにおいて稼働させることができる優れたパートナーなわけですから、アイドル時間を作るのはもったいないのです。

他力を味方につけよう

他力が人であるときは、その人の貴重な実時間をお借りするわけですから、無理のない範囲で、必要時に必要なだけ集中して借りるのがよさそうです。それも尊敬の念とお願いしているという態度を表して、コミュニケーションをとってみましょう。「今話しかけていい？」とか、電話なら「今お時間よろしいですか？」などで始めて、今あなたの力が借りたいということをシンプルに伝えてみましょう。きっといい返事が返ってくると思います。いい返事が返ってこない場合は相手が忙しいか、こちらのニーズが伝わっていないかの場合が多いと思います。どうしてもヘルプが必要な場合は、「いま○○で悩んでいるんだけども、いつ連絡したらよろしいですか？」など、ある程度の時間を区切って聞いてみるのも方法の一つと考え

ます。

　自分自身の時間を最適化して、様々なことに取り組んでみましょう。きっと楽しい毎日がやってきて、わくわくすることさえあるでしょう。

応用編　医療現場で用いる伝達方法

　他者の力を借りるには伝え方が重要です。医療の現場では人に伝えたり、お願いしたりするときに「SBAR（エスバー）」という伝達方法を使います。序文と結びをプラスして「ISBARC（アイエスバーク）」とすることもあります。緊急事態や早急に答えがほしい時や行動してほしい時に用います。聞く側もこの方法で教えてくれるととても簡潔でわかりやすく、根拠もわかり、動く意味を見出しやすくなります。さらに臨場感も伝わるため、即時の行動がしやすいと考えます。

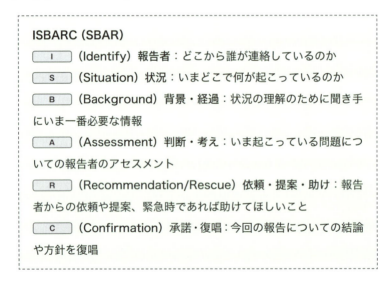

ISBARC（SBAR）
- I（Identify）報告者：どこから誰が連絡しているのか
- S（Situation）状況：いまどこで何が起こっているのか
- B（Background）背景・経過：状況の理解のために聞き手にいま一番必要な情報
- A（Assessment）判断・考え：いま起こっている問題についての報告者のアセスメント
- R（Recommendation/Rescue）依頼・提案・助け：報告者からの依頼や提案、緊急時であれば助けてほしいこと
- C（Confirmation）承諾・復唱：今回の報告についての結論や方針を復唱

　たとえば、70歳代の女性の方が脳梗塞で入院していて、実習の学生さんと看護師さんがバイタルサインを確認している途中に、突然胸が締め付けられると言いだした！　現在は金曜日の午後5時。主治医はそろそろ帰りそうです。次の一手の指示をもらうか、来棟をお願いするときを考えます。

以下の既往歴は医師も看護師も共有済みです。

既往歴：高血圧、糖尿病、脂質異常症、狭心症、慢性心不全

I：笹本先生ですか？　こんな時間にすみません。4階病棟看護師の〇〇です。

笹本：どうかしました??

S：401号室の脳梗塞で入院中の〇〇さんですが、急に胸が痛いといい、胸部絞扼感を訴えています。

B：バイタルサインは安定してますが、冷汗もあって痛みがおさまらないんです。

A：これって心筋梗塞の可能性ありますよね??　心電図いま用意してとってもらっています。

R：先生すぐに来て診察してもらえますか？

笹本：それマジで心筋梗塞っぽいな。速攻でいきます。2分くらいで着きます。エコーは持っていくので、採血取って、ポータブル胸部レントゲンのために放射線科に連絡しといてもらえますか??

C：採血とレントゲン連絡ですね。しておきます。先生、待ってます!!

　この後、心電図でⅡ Ⅲ aVFのST-T上昇を認め、急性下壁心筋梗塞（ST-segment Elevation Myocardial Infarction）の診断で循環器内科による心臓カテーテル検査・処置で治療され無事でした。超緊急事態でしたが、しっかり短時間で伝えてくれたおかげで、臨場感と依頼内容（してほしいこと）が心にガツンと刺さりましたのですぐに行動ができたのです。正しくシンプルに伝えることは、人を助けることにもつながるという一例を経験しました。

　このISBARCはかなり使える方法ですので連絡するときなどにテンプレートとしておいてもよいかもしれませんね。頼む根拠がしっかりしてい

ると相手にも頼みやすく、相手も意図をくみ取ってくれる可能性が高くなります。

そして超緊急で急ぐときはISBARC→ISRCとBAを省略することもありますし、自分を名乗ってすぐに結論を述べて助けをお願いするということもあります。すべてをSBARで伝えるのでもいいとは思いますが、臨機応変に伝達方法を適正に変えるほうが上手に立ち回れます。ぜひいろいろなシチュエーションで試してみてください。

以上の時間節約法については最後に大切なことがあります。それは**振り返りや検証をして、より短時間で行えないかさらに最適化すること**です。

同じようなことを繰り返す場面は多々ありますが、まったく同じ時間がかかるわけではありません。検証しなくとも「慣れ」が発生してより時間が節約できますが、「ここはもっと短縮しても質が落ちない」とか「ここはミスが増えるのでむしろ時間をかけよう」とか節約しながら質を担保することが次のステップになります。ミスをすると一気に節約した時間にロスが生まれます。ただ、タイムトライアルをするのではなく、質を担保しながら時間節約追求することで最適でメリハリの利いた時間を作り出すことができるのです。

⚲ⓞⓛⓤⓜⓝ 僕の行動指針

お金と時間の天秤

"Time is money." とか「世の中銭や」といった言葉があると思います。世の中は4次元で表現することができると仮定すれば、まさに「世の中銭や」は「時間は銭や」になると考えています。

"Time is money." はもともと "Remember that time is money." といって、物理学者であるベンジャミン・フランクリンの言葉ですが、時間はお金と同じように大事なものなのだということです。僕の行動指針の枠組み（自分の軸）のひとつ「ヒト・モノ・カネ」の基本になった考え方です。

正直にそのまま「時は金なり」と読んでもいいと思います。**「時間をお金に変**

換することができる」という解釈もありだと思います。たとえば、仕事です。**仕事は自分の時間に自分の能力を掛け算して付加価値や成果物や責任ある行動を生み、それらの対価として雇用者から金銭をもらうという行動です。**自分の価値をどれくらいに見積もるかは「自己肯定感」につながり、自分自身の成長にも社会で生活する際にも「自分をもつ」という姿勢の基本となります。自己肯定感が低いと、自信がなくなったり、一つの行動に対して億劫になったり尻込みしたりして、余計に生産性が落ちます。**自分の価値を主体的に見過ぎて鼻を高くするのではなく、客観的に自分がどの程度できるかをしっかり把握する。これこそが現代社会で心を豊かに持ちながら生きるコツなのではないかと考えています。**

　今度は逆の発想。「お金を時間に変換することができる」ということです。**時間はお金で買えない‼　といわれるかもしれませんが、雇用やサービスの購買などはお金で自分の時間を生み出す行為と考えられます。**スタッフを雇用すれば事業に対して、自分がすべての作業をしなくて済み、その空いた時間を自分しかできないことをしたり、余暇に充てたりすることができます。まさにお金で時間を買っていると考えられますね。

　サービスの購買については、たとえば新幹線特急券です。東京→大阪は普通列車で行けば半日かかりますが、新幹線を使えば3時間を切る時間でそれも座ってたどり着けます。その時間差9時間を生むために、新幹線特急券というサービスをお金で買うのです。9時間を約5000円で買うと、時間あたり550円くらいで買っていることになります。その時間の節約が安いと思えば、またはその短縮した時間で時給550円以上の価値があると考えられるのなら積極的に特急券を買って先を急いで良いという判断になると思います。こちらもお金で時間を買っていると考えられます。移動中に作業をする椅子・机を借りたり、コンセントを借りたりする代金と思ってもよいかもしれません。新幹線の座席は広くてくつろげますし、グリーン車に至ってはより豪華な空間で癒されます。

　ただ、列車に乗っている12時間が楽しいという鉄道マニアの皆さんもいるわけで、そういう人にはこの特急券には価値はあまりないかもしれません。それは人それぞれの価値観ということですね。

ᴄᴏｌᴜｍｎ 僕の行動指針

電車での移動時間を最適化する

　僕は鉄道が好きです。乗るのが好きで写真を撮るのも好きなので「乗り鉄」「撮り鉄」と呼ばれる部類に入ります。日本全国の路線はだいたい覚えていますし、移動の最適解もアプリに頼ることなく、だいたいはわかっています。趣味である鉄道を使った移動時間を有効活用する「単一時間の多重化」をすると時間が大きく節約できます。

　「単一時間の多重化」とはまさに上記で述べた「ついでにやる」ということです。移動時間に意味を持たせ、移動しながら作業をするのです。
　自動車で移動するメリットは鉄軌道線がないところでも自動車が通れる道路と燃料さえあればどこへでも行けることや、人や両手で持てる荷物以上のモノといっしょに移動できるということですが、自分は運転するしかなく「単一時間の多重化」ができないのが大きなデメリットになります。
　しかし、通学に使ういつもの列車や出張で使う特急列車・新幹線は乗っているだけで目的地に着くことができるという大きなメリットがあります。それも日本の鉄道は世界最高レベルのサービスと時間の正確さを誇っており、行動のルーチン化さえもできます。
　僕は京都府立医科大学へは6年間、自宅から電車通学していました。電車での移動時間は約45分。朝のラッシュではありましたが、少し早く自宅を出ることで座席に座れる確率も8割以上とほぼ座って通学できていました。その1時間、往復ですと1日2時間を6年間移動に費やすわけです。日数にすると年間約200日、6年間で約1,200日ですから2400時間の「移動ができる空白時間」を手にしたわけです。2,400時間とは100日にあたります。ただ何もしないと本当に無駄な時間に成り下がる可能性がありました。少々お金がかかっても大学近くに下宿することがよかったと思ったこともありました。しかし、この空白の2400時間を有意義に使うことで国家試験を含め自分の学生生活をとても有意義なものに変えたのは間違いありません。

　時間はたくさんあるとダラダラ過ごしてしまいますが、**時間を決めてやると集中して物事に取り組みやすくなります。人間が一つのことに集中できる時間は10分～15分といわれています。この集中できる時間を1コマとして作業を組み立てていくとよいでしょう。**1時間の移動であれば少々休みを入れて3～4個に時間を分割して作業すればいいのです。
　3～4コマに分割するというところでは、分野を変えて勉強するのがよいと

思います。消化器、肝胆膵、呼吸器、循環器みたいにすれば飽きもこないと思います。

　僕は医学部4年生の終わりころから医師国家試験の問題を解き始めました。当時、今は当たり前の光景になりましたが、ようやくタブレット端末で医師国家試験の勉強ができるようになった時代です。国家試験は問題自体が大きく変わらない形態の試験です。実際に出された問題や模擬問題を解きながら背景知識と周辺知識を手に入れて実践・成長していくことに本質があります。教科書→問題集では膨大な知識から問題を探るので時間効率が悪く、失敗しやすいのでしてはいけません。**問題集→教科書で知識を増やしていくほうが遥かに効率良い勉強法です。**そして問題集を解くのはゲーム感覚に近く、取り組みやすいと思います。それを1時間という移動時間に行い「タイムトライアル」とするのです。

　勉強し始めのころは問題をあてずっぽうに解いて解答・解説で勉強するので1問1問に時間がかかり、1時間に数問の時もあります。それはそれでよいのです。5年生の終わりぐらいになると、1問20秒〜2分くらいで解けるようになり、500問（国家試験1回分）を8時間で解けるようになりました。つまり、4日間の移動時間で国家試験1年分を終わらせられるくらいになりました。反射神経的に問題を解き、解説すら頭の中に浮かべながら解説を読むということを繰り返すことで、反復効果も増し、5年生の終わりごろには国家試験の合格点を超えることができていました。当時35歳の記憶力でも全く問題なかったので安堵したことを覚えています。

　でもたまには休憩もしてください。電車で寝るのは本当に至福の時です。しっかり寝て集中力を後に取っておくのも大事な時間効率化と考えられます。時間×集中力はとても大切な考え方です。

第1章 自己研鑽編

4 自己ブランド化
~己を知り、自己肯定感を持とう~

　本項では自分を理解し、正しく外部へプレゼンテーションし、自分がやりたいことを達成するためのヒントを解説します。**「彼を知り己を知れば百戦殆（あや）うからず」の「己を知れば」の部分に当たります。** 目的はさまざまだとは思いますが、「〇〇ならアイツだ」と指名されるようになることを目標としつつ、自分に自信を持ち、自己肯定感・精神安定感を得ることも第二の目標とします。

> **→ ここでのポイント！**
>
> - 自分のバックグラウンドから長所（得意分野）を見つけて、「〇〇ならアイツだ」と言われる人を目指そう
> - 自分を表現し伝えることで、長所（得意分野）をメンテナンスしよう

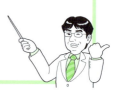

Dialogue：ポイントをつかむ

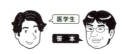

医学生：笹本さんて医学生でイベント作らせたら右に出る人おらんのとちゃいますか？

笹　本：そんなことはないで。右に出さへんのもあれば、全然あかんのもある。

医学生：そうなんですか？？　なんかそつなくいろいろとこなしているような…。プレゼンのイベントや「大阪どまんなか」なんて大成功じゃないですか。

笹　本：たしかにプレゼンのイベントは全国でもできているし、大阪どまんなかもおかげさまで大盛況や。でも、あかんのもあるんや。

医学生：たとえば？

笹 本：鑑別診断の勉強会や。

医学生：え？　いつも行ってるじゃないですか。

笹 本：あれを自分で主催するのが苦手なんや。理由もわかってる。僕はすぐ結論を言ってしまうんや（笑）

医学生：それやってしまったらブーイングの嵐でっせ。いつも「結・起承転結」をしているからこそ弱点になってしまったんですね。

笹 本：そうなんや。でもこれも自分の長所と短所がわかっていて、自分をブランド化できていると考えてる。

医学生：ブランドですか。

笹 本：そうや。**総合診療勉強会とかプレゼンならあいつやってところまではもしかしたらいってるかもしれん。**「大阪どまんなか」は参加者、運営側ともにメリットがある会で全国から参加している空間をみんなで共有するようにしてたから有名になったんやな。他にはスタッフやったらカメラとPCなら笹本や、ってなってるはずや。カメラは一眼レフを持っているし、鉄道写真を撮ったり料理の写真を撮ったりしてまあまあ経験があるつもり。一番人が輝いているシーンを選んで撮るようにもしているし。PCのほうはもともと情報数理の専門家やし、みんなが一番困るところも解決できる能力はあるつもりだし、それをイベントスタッフは知っていることが多い。

医学生：なるほど。売り込みも上手ですね。

笹 本：**一番はちゃんと相手に自分の価値を知ってもらうかや。**プロモーションは大事や。自慢にならないように、相手にメリットがあるように売り込むことやな。これは病院に就職した後でも使えるワザや。それで、**さらにメンテナンスもせないかん。そのためにいろいろな人に自分の価値をアウトプット、つまりプレゼンをしていくんや。**そうしていくと足りないことや、十分ブランドになっている部分などが明確化されてよ

り長所が伸びるし、自己肯定感も出てくるんや。

医学生：いつもしたたかですな…。

笹本：せや。要はうまいこといったらええんや。

格言「己を知って自分をブランドとして売り出せ」

Baby Step
1. バックグラウンドを見つける
2. 長所として強み（得意分野）を追い続ける
3. それらを日々メンテナンスをするためにOutputする

解説

第一に自分を理解する＝バックグラウンドを長所として活かす

みなさんは"自分はどんな人間か"を30秒ぐらいでプレゼンテーションできますでしょうか？。

このフレーズは自己紹介のワークショップでもよく使うもので、時間感覚だけでなく、自分自身をプレゼンすることが意外と難しいということを体験していただくときによく使います。「人には長所短所がある」と使い古されたような言葉もありますが、長所とは何でどこに活用していくのか、短所とは何で今後どう改善していこうか、ということを明確に常に答えられる状態にしている方がどのくらいいらっしゃるでしょうか。長所と短所はあげられてもその先を考えていないとなかなか自分を表現できません。

たとえば、「僕の長所は人の話を聞いて自分の幅広い知識を通じて相手が欲しいであろう返答をしてあげられることです。そのため、主に自分より学年の低い後輩たちに進路や勉強方法やイベントの作り方についてのコンサルトを受けることが多く、少しでも相手のために実行可能な手法を考え

てあげられることだと思っています。短所は知識がバラバラの分野があって統合できていないことなので、医師として実践を通じて知識を統合し、診療のみならず地域社会に応用できるように経験でカバーしていこうと研鑽していきます」。

　この文章でだいたい 30 秒ぐらいだと思います。僕は「医学生イベントプランナーをしている若手医師」という個性を狙っています（笑）。実際に様々な方から勉強会・医学生対象のイベントについてのコンサルトを受けることがあり、こちらも勉強させていただいております。

　僕は学生時代に医学生・医療者対象のイベントに 100 以上参加し、数十のイベントプランナーとして様々な勉強会を立ち上げたり、実行委員としてイベント運営したりしました。**その分野のバックグラウンドがあるからこそ、コンサルトを受けることができるのです。**また予備校講師の経験が長く人に教えることにはかなり長けていると思います。そうなると勉強法や知識整理法についてのコンサルトなどを受けることができます。また話し方などは講師経験で聞いてもらいやすい方法が体にしみこんでいますのであまり嫌味に聞こえないようにできます。

　このように、**まずは自分のバックグラウンドを見つけ出してください。**「現役やし、バックグラウンドなんてないわ」と思われた方、ちょっと待ってください。大学時代に自分が楽しむために、とか、お金を稼ぐために、とか、学校の成績を上げるために、とか、好きな人と楽しく過ごすためにどんなことをしてきましたか。**そういった経験こそがバックグラウンドなのです。**

　人に教えることが好きで親の扶養が外れるほどに予備校でバイトした人…　あなたは人より教えることに長けています。ぜひいろいろなことをまとめてシェアしてあげてください。いろいろなところに旅に行った人…まだ見ぬ患者さんがその旅路の出身者かもしれません。病歴を聞くときにそういった話を足すことで、医師患者関係が縮まることもあります。彼女の誕生日のためにいろいろなサプライズを考えるのが好きな人…　イベン

トを作るのはその感覚と似ています。相手の立場に立ってうれしいと思うことを突き詰めればイベントプランナーの素質ありです。

　といった感じで、どんな経験も応用すれば誰かの役に立ちます。そういったポジティブな考え方をすること自体が信頼感や人柄の良さにもつながります。いままでの経験の中にはあなたしか経験できないことが含まれている可能性があります。その経験を体系化するために周辺知識を手に入れ、実行して態度で示し、言語化することで、自分のバックグラウンドとなります。それができたとき、自己ブランド化が始まります。

人があまり経験・実行していないけど誰かにメリットのある分野を
見つけて、きわめる
　＝人との区別化
　＝自己ブランド化

　次に自己ブランド化に大切なポイントは「きわめる」です。

きわめる＝自分の長所を極限まで追い続ける

　みなさんはきわめるという漢字を二通り書けますでしょうか。もちろんほかにもありますが、よく使うのは「究める」「極める」です。二つ足して「究極」ですね。行き着くところまで深く達するということです。研究して極限まで達するというのが究極の意味の一つだと考えます。

　つまり、自分の長所を極限まで追い続けることが大切です。自分のバックグラウンドが理解できたら、次はその周辺知識の獲得と理論・経験でバックグラウンドを確固たるものとし、さらに態度・姿勢・実行力で示した後で言語化していく作業が必要です。作業といっても自分の長所を生かすので苦にはならないし、むしろ楽しいはずです。

　周辺知識の獲得はインターネットで調べたり、書籍を読んだりして自分の中で言語化していきます。文章そのものを暗記するのではなく、自分の言葉で人に伝えることを想定して学びます。どんな知識も使ったり人に伝

64

えたりしなければ役に立ちません。**必ず実践できる形で知識を蓄えます。**

　外に自分を出していくときには順番が大事です。まずは自分の中でコツコツと長所を育て上げ、だんだんと態度で示し、そして言語化へ踏み切るのがよいです。よく「口だけやな」といわれるのはいきなり言語化するからだと思います。言語化＝「言葉に出して体系化する」は最後の段階と考えていいと思います。特に、低学年、経験が浅いときはなおさらです。昔の言葉でいうと「青二才」と言われてしまいます。ブログでもそうですが、経験したことを言語化すること自体はあまり突っ込まれはしないと思いますが、明らかに経験していないのに言語化しているとそのうち読者が離れてしまいます。理論や感情だけ書かれていても実践や現実味が伴っていないブログは結局面白くなくなってしまうのです。

　同時に自分の短所は改善してく必要があります。なぜならばその短所が長所を他人からの見た目や評価として倍以上引っ張ってしまう可能性があるからです。人によっては長所を認めず短所ばかり目につく人も一定数はいます。そういった人にも対処していく必要があります。改善しようと努力している姿もかっこいいと思いますよ。そしてその努力と改善の結果も言語化して将来に活かしましょう。

メンテナンスするためのOutput

　時代や流行に乗って変わるべきところは変わっていかなければ陳腐化していってしまいます。ファッション業界の「ブランドもの」と同じです。

　自分の長所を時代に乗せることは人との対話で実現可能です。人の意見を聞かず突っ走っていくとそのうちその長所は陳腐化します。**人からの評価を受けたり、助言を受けたりすることで微調整をします。**長所を自慢するのではなく、自分としては当たり前のように行動することが大切なのです。その行動について「最先端の世界ではすでに変わっているんですよ」とか「こんな知識もあるよ」といった情報には耳を強く傾けて自分の軸に照

らし合わせてメンテナンスします。自分の長所である分野の知識なのに自分が先に手に入れられなかったことを悔やんだり自分を責めたりしてはいけません。むしろ勇気をもって指摘してくれた人に感謝してほしいです。

　自分の得意分野についてはだんだんとプライドという概念がわいてきます。**良いプライドはその長所を応用している自分に自信を持ち、信頼感を持たれる態度で行動し、寛大な心をもってその長所を使って人に接するというものです。「誇り」というものです。**しかしながら、悪いプライドというものは知識を持っていることだけでえらいとおごり高ぶり、自己を満足させるだけに知識を抱え込むものです。頭でっかちというものです。

　頭でっかちになると人から指摘されること自体を嫌ってしまう傾向になると思います。誇りを持てば、心も寛大になり、指摘について自分をもう一度顧みることができ、さらに高みを目指すことができます。人は人に育てられます。安全に正しく育ち育てられる環境が自己肯定感さえも育んでくれます。自分に誇りを持つことで自己肯定感を得て、精神的にも安定するものだといつも思います。自己肯定感が蓄積されることで、心にも態度にも余裕が出てくるのです。

🅒🅞🅛🅤🅜🅝 僕の行動指針

手に入れた知識はすぐに応用

　自己ブランド化。この文章を書くと自分の手のうちがばれてしまうと思って話す場だけにしようと思ったのですが、いざ言語化してみると意外と当たり前のことしかしていないなぁと思いました。**新しい知識を手に入れて、その知識を使ってみて、おもろいから人に伝えて自分のものにする…**　小さいころから普通に実行してきたことですね。たとえば中学生の時、こんなことがありました。数学の教科書に 75^2 を暗算する方法が書いてあったのですが、その理論としては

$$(10a+5)^2 = 100a^2 + 10 + 25 = a\,(a+1) \times 100 + 25$$

なので、もともとの 10 の位の数字にその次の数をかけて後ろに 25 をつければよいということです。つまり「$75^2 \rightarrow 7 \times 8$（に 25 を付けて）$\rightarrow 5{,}625$」だ

から「$75^2 = 5,625$」なのです。これを自分で証明して自分で何回も練習して自分のものになった後に、定期テスト問題に出てきたときは速攻でみんなに言いふらしましたね（笑）。その時に「こんなん簡単やで」って前振りするとムカッとされるけど、こうやると早くできるかもといって実際に計算してみせると相手は、「おおーっ」てなる。やはり実践と態度が大切だなぁと思いました。

　医師の仕事でもこういった算数・数学に関することは結構あります。1,000mL/dayの輸液を24時間で入れるとき時間当たりいくらなどの問題です。たとえば、

$$\frac{1000}{24} = \frac{125}{3} = \frac{123}{3} + \frac{2}{3} = 41 + \frac{2}{3}$$

これは帯分数を使った考え方ですね。125より小さい一番近い3の倍数は123（各桁の数を足して3の倍数なら元の数も3の倍数）です。123を3で割って41です。あとは1余れば0.33を2余れば0.67を足せばいいわけです。
　生理食塩水にはどれくらいの食塩が入っているのでしょうか。生理食塩水は0.9％の食塩水ですので500mLにいくら入っているかは「0.9％＝9g/1,000g」だから500mL＝500g分で4.5gですね。6gの減塩食にしていても生理食塩水500mL入っていたら減塩になってないなぁと思います。ちなみに％って100という文字を変形させただけです。応用編として、1,000を変形すれば‰（パーミル）ですね。1‰は1/1,000なのです。

　数学や情報に関することの総論を知っていてそれを応用して身近なものにするとウケるということを知っているのでそれをコソコソと病棟で実践しています。
　もともと情報数理なども得意なので電子カルテなどのシステムとかにも強い興味を示していて、業務改善部隊にこっそり入っていたりもします。これも先に「情報のことできるよ」ではなくて、何か問題が発生したとき、たとえばパソコンが動かなくなった時にスマートに直して「この人パソコンに強いんだ」という印象を与えた後に自分のしたいことをこそっ押し込むという手法を使ったのです。
　あ、これ以上書くといろいろバレそうなのでこの辺にしておきます。もっとしたたかにする方法の詳細は本人にお問い合わせください（笑）

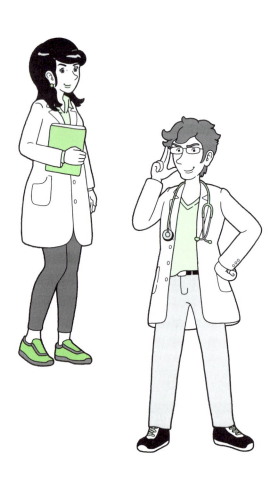

第2章
コミュニケーション・プレゼン編

1 コミュニケーションに必要な
  3つのチカラ

2 Presentation WorkShop

　自分がいて、相手がいて、その空間がある。**この章では「相手」にフォーカスし、コミュニケーションやプレゼンテーションに関するコツをまとめています。**

　前半ではコミュニケーションの最小単位を話し手である「自分」、聞き手（聴衆）である「相手」、そしてそれをつなぐ「伝達」と定義し、それぞれのレベルアップにはどのような手段があるのかを解説していきます。

　後半では筆者が全国で展開してきた「Presentation WorkShop」を紙上版にしました。プレゼンテーションは（1対1）$_n$のコミュニケーションです。聴衆みんなに話しかけるようにプレゼンすることなどのマインドの部分から、スライドの作り方の小さなコツまで劇場型プレゼンテーションの基礎的な方法論を解説するとともに、ショートプレゼンテーションについても応用編で取り上げています。

　この章を読むことによって自身の能力を上げ、最終章にあるイベント作成やチームビルディングに活かしていきましょう。

第2章　コミュニケーション・プレゼン編

1 コミュニケーションに必要な３つのチカラ

　本項ではさまざまなコミュニケーションに必要な基礎能力について、３つの側面から解説します。話し手である「自分」、聞き手である「相手」そしてそれらをつなぐ「伝達」です。その３つとものコラボレーションが会話でありコミュニケーションの最小単位となります。すべての要素を底上げすることが良好なコミュニケーションを生むのです。自分だけでも相手だけでも伝え方だけでもダメです。「三方良し」の状態にするようにしていきましょう。ここにはそのヒントを書いています。

コミュニケーション・プレゼンテーションの重要性

　まずはコミュニケーション・プレゼンテーション（プレゼン）が現代人にとって非常に重要であることを述べます。

　みなさんは大学に入学する前も対人コミュニケーションはもちろん、プレゼンをする機会もたくさんあったのではないでしょうか。ここ21世紀に入ってからプレゼンで用いるパソコンソフトが目覚ましい進化を遂げ、2010年以降はスマートフォンが大流行し、スマートフォン用プレゼンソフトも使いやすくなっていきました。2019年のスマートなプレゼンはスマートフォンで行うことも少なくない状況にまで、プレゼンをするためのデバイス・ソフトウェアは進化しました。

　また、教育現場でも講師が教える一方的な「授業」より、みんなで考えたり、以前の教育とは違う反転授業を行ったりとプレゼンの機会は格段に増えているのが世の中の潮流です。

　「反転授業」とは、新たな学習内容を勉強するとき、まずネット講義を視聴して予習し、教室では演習問題や課題について講師が指導したり、生徒同士がブレインストーミングしたり、プレゼンしたりしながら取り組んでいく授業形態で、教育手法的にも注目されている方法です。自分で学んで、

自分の言葉で表現して、フィードバックを受けて自分の知識を修正していく…とても効果的な方法でなおかつ、コミュニケーションとプレゼンの練習にもなる一石二鳥の学習法略です。もしかしたら、読者のみなさんも小学校で体験したことがあるかもしれませんね。

　もはや、ボーっと待っていたら受動的・自動的に、知識や技術が与えられる時代は終わろうとしていますし、それでいいと思います。**経験をベースに背中で教えるだけの時代はもう終わりました。コミュニケーションベースの教育、プレゼンが必要な場面は確実に増加傾向の一途にあります。**
　そんな時代になってしまったのですから、医学界・医療界へ飛び込んでいく（あるいはすでに活動されている）みなさんも例外ではありません。時代に追いついていくためには最新の知識や専門知識を得るだけでは全く歯が立ちません。コミュニケーション・プレゼンについても精通していることが必要不可欠です。人とのコミュニケーションをとっているほど情報取得が容易になっていく傾向があるとひしひしと感じます。たくさんの、そしていろいろな分野の友人がいるとその人が得意な分野のことを仮想体験できるのです。そんな体験を聞き出すためには良好なコミュニケーションが必須です。
　話しやすい人の周りにはたくさんの人が集まっているのではないでしょうか。そしてそんな人は膨大で広大で有益な情報・知識を持っているのではないでしょうか。さらにそんな人はいろいろな情報・知識を場にあった伝え方で教えてくれるのではないでしょうか。その知識を行動指針の枠組み（自分の軸）で自分に取り入れ、自分の言葉で語ることができるようにいろいろな見聞を広げましょう。本を読んだり、映像資料を視聴したりして貪欲に知識を蓄えましょう。まとめることが好きな人はノートに書いたりするのもいいですね。PCにまとめたい人は、検索できるアプリケーションを使い、効率的に情報を手元に置けるようにするといいかもしれません。**この時代、コミュニケーションできない人は確実に時代に取り残されます。**

コミュニケーションを素因数分解する

それではコミュニケーションを一度分解して考えてみましょう。

コミュニケーションの最小単位を1対1とします。自分がいて、相手がいて、コミュニケーションをとっている伝達空間があります。このことは想像しやすいと思います。この3つの要素に対して話し手が働きかけられる能力、これが「コミュニケーションに必要な3つのチカラ」です。

▶ コミュニケーションに必要な3つの力

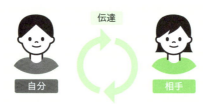

この3つの「チカラ」のバランスでコミュニケーションの良さや方向性が決まり、**「伝わる」とは、自分の伝えたいことと相手の聴きたいことが一致することで起こる意識の共同作業の結晶だと考えます。** とくに大切なことは「相手の頭の中にある言葉で語る」ということです。専門用語で語って相手に何も通じないのは相手の頭にその用語がないからです。それを批判してはいけません。伝わらないのは伝える側に配慮が足りないのです。一方通行のコミュニケーションはこの専門用語を解説のないまま進むことで容易に発生します。

それでは一つずつ「チカラ」を解説しながら、身につけるヒントを書いていきましょう。

自分のチカラ（≒アイデンティティ）

自分（話し手）のチカラとは「知識」「経験」「個性」「やさしさ」「積極

性」など、自分自身に関わることです。様々な側面を持つ自分ですが、第1章で述べたように自己ブランド化をして、なおかつ相手に心地よい空間を醸し出せる人物として個性を伸ばしていきましょう。

▶ 自分（話し手）のチカラ（≒アイデンティティ）
- 総合的・専門的知識
- 今までの経験値
- 素晴らしい個性
- やさしく強い心で論理的に伝えること
- 行動で示せる積極性をもつこと

自分

総合的・専門的知識

いろいろな知識や知恵を第1章で述べた「学ぶということを因数分解」してどんどん身につけていってください。伝えることはOutputの基本です。**特に話す相手の大多数が知りたそうなことについて重点的に学ぶといいと思います**。知識に良し悪しはないですが、相手によっては持っている知識の質や量によって響き方が変わります。たとえ話をたくさん用意できるよう、貴重な経験を言語化できるようにまとめ上げ、人とたくさんコミュニケーションをとって仮想体験をたくさんシェアし、周りからもコミュニケーションによって情報を得てください。

今までの経験値（言語化までできるように）

他人の経験というのは興味があれば誰だって知りたいもの。**経験をストーリーにして言語化していつでも話せる誠実なStory tellerになりましょう**。ストーリーはまず結論から述べるのが基本ですが、場合によっては結論を最後にもっていく方法もあります。結論から述べる方法の一つとして、一息で話せるほどシンプルにした一文を冒頭で話すといいでしょう。エッセンスの詰まった文章に仕上げておけば、それ自体が格言となるのです。人は長い話に対して飽きるようにできています。短いながらも役に立つ文章を作りましょう。しかし、シンプルにするからといって「文字をそぎ落とす」という意味ではありません。それは単純化といいます。わかりやす

い短い語句を使いながら長くなりがちな文章を言い換えることがシンプルな文章にする基本です。

素晴らしい個性

自分の個性を理解しましょう。第1章で述べた「自己ブランド化」して自分の個性を理解して話しましょう。**キャラクター通りの話し方や内容は相手に素直に伝わります。**僕は大阪人ですので大阪弁で大阪のイントネーションで話すとよく伝わります。見た目も大阪商人だそうなので（笑）。たまに「ギャップ萌え」を狙っていくのもいいですが、使い過ぎにはご注意を。ギャップ自体が伝わって内容が伝わりません。

やさしく強い心で論理的に伝えること

相手の状態や感情に対する配慮をしながらも、相手の行動を変えていただく必要があるときは強い心で勇気をもって論理的に伝えてあげてください。論理は「結・起承転結」で話すと途中で話題が変わっても問題ありません。感情論×感情論は喧嘩にしかなりません。いつも心はアツく、頭はクールにいきましょう。

「結」	**一番伝えたいこと**をはっきりと
「起」	背景・先行例・現在の問題点などの**事実を伝える**
「承」	**具体的な説明＋たとえ話**を追加
「転(展)」	今後の展開・発展も示して**相手のメリット**を伝え、Baby step を述べる
「結」	最後に一番伝えたいことをダメ押しする

Baby stepとは今すぐ誰でも簡単にできる行動や方略を指します。プレゼンや会話で人を動かすにはわかりやすいBaby stepが必要と考えます。

行動で示せる積極性をもつこと

実際に積極的に行ってきた実績があるなら、**自慢にならないように相手**

が聞いてメリットと思ってもらえる部分を強調して話します。積極的な態度は自己陶酔や自慢や押しつけがましくなければたいていは良い印象にとらえられます。目標をもってビジョンが周りから見て把握しやすく意識が高いのは良いことですが、中身がともなわない「意識高い系医療系学生（笑）」にならないためにはどうすればいいのでしょうか。一つの方法としては自己陶酔するような言動は控え、得られた実績を自慢するのではなくどういう失敗や困難から教訓を得て学びにつながり成功につながったのかを実体験を交えて周りに伝えることです。「自分と同じようにやればいいよ」などと押しつけがましく言うのではなく、相手に合った方法を必要そうであればアドバイスすればいいのです。もし「いいね」や「承認」が欲しければ黙々と態度で示し、「有無を言わせぬ成果」を出せばよいのです。言葉ではなく態度で承認を得ましょう。

相手へのチカラ（≒配慮する心配り）

▶ 相手へのチカラ（≒配慮する心配り）
- 相手の立場・能力の理解
- 相手の頭の中にある言葉で語る
- 表情からいまの心を読みとる
- 相手との共通性を探る
- 必要ならば教育する

相手

相手の立場・能力の理解

　話す相手の立場や能力を理解するのはコミュニケーション、プレゼンの基本中の基本です。話す前に相手のことを事前に調べたり、属性や社会的地位から予測したりします。話しながら相手に対する情報の修正と統合を行い、軌道修正しましょう。

相手の頭の中にある言葉で語る

　他人は育った環境も違えば文化も違います。相手の立場・能力など様々なパラメーターから「知っているであろう語句」を使って相手の立場に立つ

て話しましょう。**専門用語を使うときは相手のレベルに合わせた説明を添えてください。**略語を使うときは共通理解がない場合に備えて、略さない語句も添えてみてください。たとえば、"MS" という略語は医学の世界では循環器内科なら「僧帽弁狭窄症：Mitral stenosis」、神経内科なら「多発性硬化症：Multiple sclerosis」です。違う病態を指しますので文脈で判断することになります。

　話し方ひとつで相手への受け取られ方が変わります。説明するときは「こちらは知っているんだぞ」という高飛車で高圧的な態度は禁止です。丁寧に重要事項をゆっくりと話すと「あ、この人は良く知っているんだな」というようにとらえてもらえます。自信があるようにも見えて安心感さえ与えます。自信がないときには自然と早口になってしまいますよね。誰しもそれは知っていますから、漫才やコントでもないのに早口でまくし立てるのは自信がないか頭の良いことを自慢しているか、ただのせっかちかのどれかだと思います。少しゆっくりと心地よいトーンで話すのが大切です。

　また、話す表情一つで同じ言葉でも伝わるニュアンスが変わるので能面のような表情ではなく、相手を見ながら表情を変えながら話してみてください。

表情から相手の心を読みとる

　相手の話を聞くより、自分から話すほうが得意な人と、その逆にいわゆる「聞き上手」の人がいます。**話しているときはしっかりと相手の表情を読み、「心の読み取り上手」になりましょう。**興味がなければ相手は違う方向を向くはずです。興味があればきらきらと目を輝かせてこちらの話に聞き入るでしょう。さらに聞き上手であればなお良いです。基本的には自分から話しかけても聞き上手に徹します。そうすれば相手から情報が自動的にどんどんと湧き出てくるのです。それに対して適切な言葉で返してあげるだけです。言葉のカウンターパンチを出すのではなく、話に乗りながら、タイミングをつかみ、相手に言ってあげるべき言葉をかけてあげましょう。

相手との共通性を探る

　共通の趣味や体験が見つかると、急に相手との距離が縮まりますよね。それは話の中で「たとえ話にどれだけ乗ってくるか」にもかかってきます。たとえ話が伝わることで相手はこちらの話の内容が腑に落ち、内容が良く伝わったということになるのですが、たとえ話を失敗するとそのたとえ話自体を説明しなければならなくなり、話が長くなったり面白みを欠いたりします。**相手との共通基盤からたとえ話の引き出しを変えたりすることも大切で、その引き出しを準備するためにはいろいろな体験や仮想体験が必要となります。**

必要ならば教育する

　相手を育てる、教育するときは「pnPの法則」で話すといいでしょう。失敗したりとか間違いが発生したりした時に効果的です。

　pnPの法則とは、以下のような行動の略語です。

> **pnPの法則**
> ● 最初のp：positive「まず聞く・できていたところを褒める・認める」
> ● 次のn：notice「相手への観察・配慮・注意・関心」
> ● 最後のP：Positive & Plan「今回の失敗などから次の目標や改良策を示す」

　最初から否定的にそれも感情的に話すと、相手はそこで委縮してしまいそれより後の一番大切な最後のPが入ってきませんので「ただ怒っただけ」「怒られただけ」としかその場には残りません。周りの空気も凍りつきます。**まずは相手の今の状態を聞き、認められる部分を探して認めてあげ、できている部分をほめてください。**次に、相手や相手の周囲の状態を観察・推察し、配慮しながら注意をします。そのあと一番大切な今後どうするかについて一緒に関心をもって考えて伝えるのです。できている部分とできていない部分とを言語化してあげられると最後まで正しく聞いてもら

えます。そうすれば相手の心に大きなダメージを与えることなく、それでいて失敗への反省と今後のプラン設定までできます。Positiveとは態度もpositive、言動もpositiveに、が大切です。**一つの失敗を大きなチャンスに変えてあげることができるのがよい教育者だと考えます。**

よくある光景ですが、失敗したときに「なんでそんなことするの‼」と相手に強い語気で怒ることを見たことありますよね。あれってシーンとなって周りの環境にもダメージが発生していいことなしです。

「なんで??」と言いたいそんな時は「どうしてそんなことをするに至ったのだろう?」と相手に関心をもって踏みとどまってください。分析できるようになると良い教育者になります。みなさんは遅かれ早かれ医療界では「先生」とか「プリセプター」とか呼ばれる存在になります。必ず後輩もできるのでぜひ「なんで?」を連発しない心優しい、それでいて人を動かすことができる人物になってほしいと思います。

会話の中で相手が間違った言葉遣いをすることもあると思います。揚げ足を取るなどもってのほかです。相手の言葉遣いのミスですら寛容に受け止め、pnPの法則でやわらかい言葉でかつ丁寧に訂正してあげましょう。そして、間違いやすい言葉遣いは辞書などで調べて、自分の中に「間違いやすい言葉リスト」を作り、正しい意味を知るようにしましょう。目の前で発生するすべてのイベントに対して学びを得るようにすることも大切です。

伝達のチカラ（≒伝える方法や態度・空間づくり）

▶ 伝達のチカラ（≒伝える方法や態度・空間づくり）

- シンプルに伝える
- つながりを意識する
- 正しく伝わる言葉遣い
- まずは「聴く」スタンス（聴いていることのアピール）
- 相手の時間を借りているという感覚

シンプルに伝える

これはプレゼンにも言えることですが「結・起承転結」で話を組み立てましょう。

「結」	一番伝えたいことをはっきりと
「起」	背景・先行例・現在の問題点などの事実を伝える
「承」	具体的な説明＋たとえ話を追加
「転（展）」	今後の展開・発展も示して相手（聴衆）のメリットを伝え、Baby step を述べる
「結」	最後に一番伝えたいことをダメ押しする

この表は何度も出てきますが、とても大切なことなので必ず身につけてください。

つながりを意識する

相手とつながっていることに感謝の気持ちで接しましょう。 さらに相手との共通の理解基盤を作るのもコミュニケーションの重要な能力です。相手との知識のつながり、文化のつながり、心のつながりを理解し、つながりを続けるように、言葉遣いや表情に注意しましょう。「目は口ほどに物を言う」ということわざがあります。感情の入った目つきは、言葉で説明するのと同等、あるいはそれ以上に相手に気持ちが伝わります。その言葉や文章・文脈に合った顔の表情とトーンで話せば、言語情報・聴覚情報・視覚情報に矛盾がなく相手に伝わりやすくなります。つらい話なのにヘラヘラと笑って返せば「あ、この人はつらいことをわかってくれない」のようにとらえられることがあり、コミュニケーションに大きなマイナスとなり、つながりが破綻することさえあります。

正しく伝わる言葉遣い

言葉はしっかりと選びましょう。 相手にある言葉を使うことも大切であり、その言葉の意味を考え、正しく伝えることを心がけましょう。話し言

葉であれば表情などで補完できますが、SNSでの言葉遣いは「単なる言語情報」として伝わってしまうので、しっかりと言葉の意味も学びましょう。相手の言葉がわからない場合は言葉を分解して意味を理解したり、相手にどういう意味かを聞いてみたりしましょう。疑問はその場で解決するのもコミュニケーションの醍醐味です。

まずは「聴く」スタンス（聴いていることのアピール）

この2つは「相手に語っていただく」ための能力です。自分でたくさん話すとコミュニケーションが一方的になってしまいます。**コミュニケーションの基本は双方向性です。まずは相手のことを聞き出しましょう。**その時は聞いていることのアピールが必要です。うなずく、聞いた言葉をまとめて返す（つぶやく）、同じ表情をとるなどです。共感を持つことで相手が話しやすい環境を作り出すのです。立場上こちらが上であれば聞いたことをまとめて返すことは相手への敬意にもなり、教育にもなります。

また、相手の話すスピードに合わせたり、表情や身振り手振りの量を合わせたりするミラーリングも大切です。話をする場所など環境を合わせてあげるのも相手への思いやりです。

相手の時間を借りているという感覚

長い話は精彩を欠くことになります。相手の集中力が下がればこちらの伝えたかったことや相手の聞きたかったことさえスルーされてしまうことが発生します。朝礼の話が長いと神経調節性失神発生…なんてこともあります。短く濃度の濃い話をしましょう。相手の時間を借りてお話ししている感覚を持つことも大切です。**時間は有限です。**

- -

以上3つのチカラを一つひとつ伸ばしていくことによって良好なコミュニケーションが得られると考えます。自分（話し手）だけでなく、相手（聴衆）も巻き込み、何度も話すことによって伝達の力をつけること…シンプルかもしれませんが、実行しないと絶対に身につきません。

一方、プレゼンは1対多のコミュニケーションととらえる考え方もありますが、僕は（1対1）$_n$ と考えています。（1対1）$_n$ と考える理由は、相手がn人いて、自分は1人で、プレゼンしている相手は一人ひとり違うので、（1対1）がn個あると考えてよさそうだからです。さらに、一人ひとりに伝えるように、**一人ひとりの表情を読んで会場の大きな興味の流れとそれぞれの個の興味や感情について理解しながらプレゼンを続けること**が伝わるプレゼンには重要な考え方や態度です。プレゼンが伝わらないのは聴衆一人ひとりへのコミュニケーションが足りないからだと考えられます。プレゼンを上手になろうと思えば、まず上記のコミュニケーションの3つのチカラのレベルアップに努めてみてください。次項で述べる「Presentation WorkShop」でプレゼン自体の力もアップしてください。

> **まとめ**
> - コミュニケーションに必要な3つの力を理解して習得する
> - プレゼンテーションは（1対1）$_n$ のコミュニケーションであることを理解する

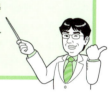

---

column　僕の行動指針

流れを読んだ会話とチカラ

　僕は周りとコミュニケーションをとるときに意図的に「流れ」をつけています。日頃の仕事のときは明るいけれど正確に話すことを心がけ、周りの医療者のことを考えた発言をしています。患者さんに説明するときは一人の医師である前に一人の人間として知りたい情報や今後のプランなどをわかりやすく説明することを心がけています。ゆっくり自然なトーンで話すことをベースにしていますので、内容によっては強弱をつけやすく、聞き手に大事なポイントを認識してもらいやすいのです。

　物語のように流れるような説明をするときもあれば、遠くからバスで来ていて、次のバス発車までに病院玄関のバス停に行かないといけない人のために端

的に話すこともあります。**間合いをとらえるには自分の周りに流れている情報や人の思惑に敏感になる必要があると思っています。**聞いている表情、患者さん本人との関係、今聞き手が持っている空き時間など様々なバックグラウンドから思惑は発生します。

　しかし僕もまだまだ駆け出しの身。流れを読み違えて失敗をすることもあったり、勘違いをしたりもします。でもその時、周りがバックアップやフィードバックをしてくれる…そんな病院で働いてきました。結局は周りの人の言葉のチカラ、コミュニケーションを使って助けられています。**どんなことにも感謝の心でいると優しい言葉遣いになります。**反対に流れが悪い、つまり余裕がないときなどは強い言葉遣いになったりもします。自分のバックグラウンドにも注意を払ってゆったり生活するようにしています。そのためにはお金も時間も大切です。

　言葉のチカラはただ人をつなぐだけではなく、人を癒す能力もあります。心配なことについて寄り添い一緒に考えていく姿勢や共感を言葉や態度で正しく伝えることで、相手の心配や困りごとに対して癒すことができます。実際に外来診療ではすべての患者さんに治療としての薬を出すわけではありません。**僕たちの間では「言葉の処方」と呼んでいますが、患者さんの話を聞き、困っていることに対して医学的根拠と今までの経験を足し合わせて、目の前の患者さんが聞きたいことに対して端的に物語として紡ぎだすことで安心して帰っていただけることもあります。**救急であわただしい時には長い時間をかけることはできないかもしれませんが、上手に時間を作って困っている患者さんに短い時間でいいので「言葉の処方」をすることで解決することもあります。具体的な方法は相手それぞれに違うので総論化するには難しい面もありますが、様々な経験をしていると、目の前の事象が必ずどの経験かに近い内容のはずです。ある程度パターン化されていきます。ぜひ少しでも耳を傾け、言葉で癒してあげてください。僕たちはただお話しするだけで初診料・再診料を患者さんからいただくわけです。プロフェッショナルとしてその金額分くらいの「言葉の処方」はしてもいいのではないでしょうか。もちろん周りの状況を見てトリアージした上で、ですけどね。

第2章　コミュニケーション・プレゼン編

2 Presentation WorkShop

　僕が全国で講演し続けている一つのテーマとしてプレゼンのワークショップがあります。毎回毎回自分でも発見があり、ほとんど同じスライドでもプレゼンの方法は日々進化しています。その内容をこちらに紹介いたします。

　全体を通すと、特に劇場型プレゼンの方法論が学べるようになっています。ショートプレゼンは第1幕のプレゼンマインドの4要素を実行すればOKです。短時間でたくさんの内容をプレゼンするのではなく、シンプルに必要事項だけをプレゼンすることに特化することが重要です。実際例は応用編として記載しています【P.98参照】。

第1幕：プレゼンのマインド

プレゼンは「聴衆の言葉で語るもの」「聴衆が独断で評価」

　プレゼンの基本はコミュニケーションを（1対1）$_n$としたものです。したがって、コミュニケーションの基本理念の一つ「相手の立場に立って、相手の頭にある言葉で語る」ということが必須になります。相手に頭の中を予習段階で予想し、その場に合った言葉で物語を紡いでいきましょう。

　プレゼンの評価者はプレゼンター（よく間違われるのはプレゼンテーターという語句です。presenterが正しいのです）ではありません。聴いている聴衆の皆さんです。**聞き手絶対主義**であり、こちらが面白いと思っても聴衆が面白くないと言えばそのプレゼンは面白くないのです。

　では、そんな大変なプレゼンを上司や先輩、または他の業種の人からお願いされたらどうしますか？

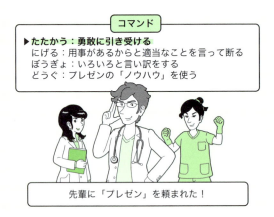

これは「たたかう」の一択です。

　たたかう、つまり勇敢に引き受けると、それは認められるチャンスを（タイミングよく）得ることができ、自分のためにも努力が必要となります。プレゼンをするために内容の選定、話す内容についての知識の獲得、話す方法論の設定と実際の練習まで…。これはまさに自分のために努力をしていることであり、成長につながることになります。

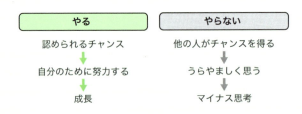

　反対に、逃げてしまった場合、つまり断ってしまうとどうなるのでしょうか。もしこの機会が自分にとって人生を変えるようなチャンスであった場合、他の人にそのチャンスを譲ることになります。結局それは羨望の対象となり、あのとき引き受けておけばよかったなぁとマイナス思考に陥ることも少なくありません。

「間に合う」。僕はこの言葉をよく使います。間とは「時間」、「空間」などに「間（かん）」という音で使う漢字です。その場についてフィットしているという意味で使います。たとえば、時間に"間に合う"であれば、約束を守るということになります。空間に"間に合う"であれば、その場に合った振る舞いをするということになります。やるべき時にやらないとつらいことがどんどん回ってくる。また、やらなかったために成長するチャンスを失ってしまう…。間に合わなければ、そんな状況にしてしまうかもしれません。いかにチャンスをつかむかはその場を制するということにもなるのです。

　こういった直面した義務的な事柄を成長できるイベントに昇華したPositiveな思考を僕は**「ブレイクスルー思考（Breakthrough Thinking）」**と呼んでいます。与えられた試練を乗り越える経験を積むことこそが成長につながると思考を入れ替えるのです。

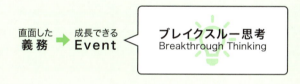

さあもう一度コマンドに戻ります。

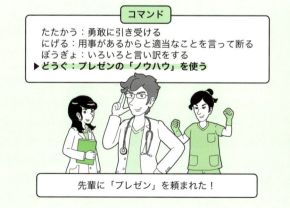

まちがいなく「たたかう」を選びますが、ここでは「どうぐ」を使うことも大切です。「ノウハウ」を知ってプレゼンに臨むことが大切です。

プレゼンを定義する

プレゼンとは「自分（話し手）の夢やアイデアを本気で伝えて相手（聴衆）の心の変化や行動を引き起こす伝達空間」と定義します。自分のチカラ、相手へのチカラ、そして伝達のチカラ。すべてに配慮したとき、初めてプレゼンが伝わり、成功するのです。

すべては聴衆のために準備をし、実行するのです。聴衆は何人いてもいつも1対1の対話を心がけます。相手一人ひとりを見て、相手の表情を伺い、注目を誘うと同時に興味があるかどうか心を読もうとしてください。一人ひとりへのコミュニケーションがたくさんあるのがプレゼンです。（1対1）$_n$と考えればいいでしょう。

プレゼンマインドの4要素

プレゼンをするときに必要なのが以下4つの要素です。

- 1つの衝撃ストーリー
- 2つの頭文字D
- 3つのフィールド
- 4つのコンテンツ

1つの衝撃ストーリー

みんなが知りたいであろう「本質」を伝え、語ることが大切です。

ふつうに本に書いてある通りのことを話しても面白くありません。下手をすればそのネタ本を読んでいる聴衆がいるかもしれません。重要なのは内容を咀嚼して本当に伝えたいメッセージである「本質」をシンプルに伝えることにあります。そして本質を伝えるからこそ、聴衆に衝撃を与え、心に残るプレゼンになるのです。

2つの頭文字D

構成（Design）と伝達（Delivery）がプレゼンを走らせる両輪です。

構成とは物語の構成とスライドの構成を指します。重要なのは物語の構成です。スライドはあくまで補助的なものであり、聴衆の理解の助けになるように準備します。日本独特のスライドはもうやめましょう。busyに作りこむ必要はなく、シンプルで視覚に本質で訴える内容にします。プレゼンをしているのはあくまであなた本人です。

伝達とは相手に伝える方法論です。言語的・非言語的コミュニケーションをふんだんに使って丁寧かつシンプルな語りをしましょう。

3つのフィールド

自分、相手、プレゼンの空間です。

「自分（話し手）」にはそのプレゼンの内容について知識やアイデアや情熱があります。「相手（聴衆）」には個々人の背景や存在している環境、問題意識がそれぞれ違います。

「空間」として共感を作り出し、双方とも納得と理解ができればプレゼンは伝わることになります。つまり、話し手の「伝えたい」と聴衆の「聴きたい」が合致したとき、初めて「伝わる」のです。

4つのコンテンツ

プレゼンは「結起承転」。さらに「結・起承転結」へ。

プレゼンはコミュニケーションをより論理的に再構成し、相手に自分の考えを伝えるために最適化したストーリーでもあります。短時間で相手のメリットを伝え、こちらのメリットも伝え、win-winの関係になっているのだということを伝えればよいのです。

プレゼンは「起承転結」ではなく「結・起承転結」で伝えます。この順でないから、「結局何が言いたいかわからない」、「話が長い」と言われやすいのです。必死にプレゼンしたのに聴衆から「プレゼンがおもしろくない。結論がわからない」と言われた場合、そのプレゼンはおもしろくなく結論がないのです。**聞き手絶対主義**なのですから。

「結」	一番伝えたいことをはっきりと
「起」	背景・先行例・現在の問題点などの事実を伝える
「承」	具体的な説明+たとえ話を追加
「転(展)」	今後の展開・発展も示して相手(聴衆)のメリットを伝え、Baby stepを述べる
「結」	最後に一番伝えたいことをダメ押しする

第2幕:プレゼンのアイデア

目標は「個性的で伝わる魅力あるプレゼン」です。この標語を一つひとつ素因数分解してみましょう。

個性的とは?

- 他人とはどう違うのか?
- 自分のアイデア・アイディンティティを最大限理解しよう

個性的とは「自分のアイデア・アイデンティティを最大限理解する」ことにあります。伝えたいアイデアについて自分が本質まで理解していないと伝えることはできません。さらにアイデンティティを見出すことも必要で自分にしか話せない内容にする必要があります。誰かのおさがりのプレゼンをするのではなく、個性的で新奇性のあるプレゼンを作ることが注目をひくことにつながります。他人との違いを明確に言語化することも必要です。

伝わるとは?

- 相手のことを知り、ニーズに応える
- 洗練した内容をシンプルに伝える

伝わるとは「相手のことを知り、ニーズに応える」ことにあります。必ずプレゼンを作る前に聴衆の属性をリサーチしましょう。相手がどんな知識やバックグラウンドをもって、どんなことを聴きたくて来ているかを徹底的にリサーチします。プレゼンター側が伝えたいことと聞き手側が聞きたいことがかみ合った時、初めて「伝わる」のです。伝えたいことをきちんと強調して相手に届けるためにも、プレゼンはシンプルで洗練されたものに仕上げる必要があります。それをシンプルに自然な語り口調で伝えることができれば、聞き手側にも伝わりやすくなります。

> **魅力的とは？**
>
> - やってみようと思ってもらえる
> - 導入が簡単、よくわかる解説、今に合ってる

魅力的とは「やってみようと思ってもらえる」ことです。 人は教えてもらったことを実行してみたくなる生き物です。プレゼンはすごく上手でも実際に聴衆が真似できないことを伝えても魅力的とは映りません。「ほー」と雲の上の存在を見るような反応になるでしょう。

魅力的なプレゼンに仕上げるにはその内容を実行に移す時に導入が簡単であること、よくわかる解説がついていること、そして今の時代・タイミングに合っていることを含んでいることが重要です。 導入が簡単とは赤ちゃんでもできるくらいの簡単な第一歩を示すことです。それを「Baby step」と呼んでいます。そのBaby stepにすら解説をつけておくことが大切です。話し手が実行できても、初めて目にする耳にする聴衆にとっては実行できない難しいものと映ることがあります。手取り足取り教えるくらいの丁寧さが重要です。そして時代に遅れていない内容であることが大切です。時代遅れの内容を話したって誰もついてきません。

プレゼンをすることになったらまず「Why」から始めよう

　プレゼンには必ず目的があるはずです。伝えたい内容がなぜ伝えたいのか（Why＝本質）、どのような構成で伝えるのか（How＝伝える手段）、実際どんな口調・スライドを使って伝え、聴衆をどこに導きたいのか（What＝具体的なこと）を明確にします。プレゼンの全体像を明確にすることでプレゼンの中身をデザインするときにぶれがなくなります。

　プレゼンの内容を整理するときはぜひアナログでいきましょう。紙に書きだすことで自分の話したい内容や相手の知りたい内容の突き合せができるようになりますし、絵も描くことができますし、まとめの表だって作れます。自分で自由にブレインストーミングができるわけです。最初からパソコンに向かおうとはしないでください。パソコンでは文章を書くのにもワープロのアプリケーションソフトを立ち上げてカタカタとキーボードを打たなければなりませんし、絵を描くのに画像編集ソフトなどを起動してマウスやペンで描いて…などアイデアの表出・描写以外のところに時間や神経・集中力がとられてしまいます。

　少しでもパソコンに向き合う時間を減らし、自分のプレゼンに向き合ってください。そうすることで眼精疲労が少なくなるだけでなく、無駄な時間を減らし、自分のアイデアに向き合うことができる時間を確保しやすくなります。

　出てきたアイデアや話したい内容をアナログで紙に書きまくったら整理を始めましょう。その時には自問自答します。そもそもなぜ伝えたいのか、

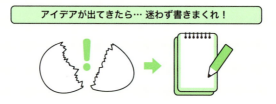

誰に伝えたいのか、相手のバックグラウンドは総じてどんなものなのか、それに応じた内容なのか、私に聞きたいことって何だろう、私の個性って…などなど、いろいろな疑問を投げかけてプレゼンを校正していきます。

　校正は、基本的には引き算をしていきます。プレゼンにあれもこれも入れ込むのはとても簡単ですが全くおすすめできません。なぜなら聴衆がどんなに頭が良くても持って帰ることのできる情報には限りがあります。なんなら「聴衆の記憶領域には1つだけ空きがある」と考えてもいいでしょう。すべては聴衆のためにプレゼンは存在します。なぜその内容を伝えたいのかを徹底的に突き詰めて「つぶやいて」ください。あたかもTwitterに投稿するようにシンプルに。

　話す順番まで整理するときの軸としては、先ほど述べた「結・起承転結」を頼りにしましょう。

　こうしておけば、だいたいうまいこといきます。

「結」	一番伝えたいことをはっきりと
「起」	背景・先行例・現在の問題点などの事実を伝える
「承」	具体的な説明＋たとえ話を追加
「転（展）」	今後の展開・発展も示して相手（聴衆）のメリットを伝え、Baby stepを述べる
「結」	最後に一番伝えたいことをダメ押しする

伝えたい内容がまとまってからパソコンを起動する

　伝えたい内容がだいたいまとまったら初めてスライド作成アプリケーションソフトを起動します。そうするといろいろなスライドのテンプレートがありますがすべて不要です。新しい白紙のスライドを選びましょう。スライドのテンプレートを使うと、もし直近に同様のテンプレートを使っているプレゼンがあったら内容はかぶっていなくとも視覚情報として同じ

ものとして入ってしまうので新奇性が薄れます。**目標は「個性的で伝わる魅力あるプレゼン」です。**個性を出すにはやはり一から自分で創ることが大切です。

第3幕：プレゼンのデザイン

ここからは「やっていいこと（OK）・やってはいけないこと（NG）」を対比します。

絶対的に守るべきことは「時間を余らせる」ことです。与えられた時間内に移動、パソコンの設定、プレゼン、質疑応答、退場までのすべてをこなしましょう。そして逆がプレゼンのタブーである「時間オーバー」です。オーバーした時間×人数分を聴衆から奪っていることになります。もし時給が5,000円だったら…相当な損失になりますね。

日頃から時間感覚を鍛えて、なんでも早めに終えるクセをつけましょう。

次に、人間の集中力は10分程度しか持たないということを認識しましょう。つまり、眠らせないコツとして10分一区切りでその10分間で伝えたいメッセージも一つだけにします。90分の授業がつまらないのは集中力がもたないだけでなく、内容が単調だからではないでしょうか？

以下、シンプルなスライド作成のコツをご紹介します。

：オープニングに「PUNCH」！

オープニングに以下の"PUNCH"中から1～3つくらいを入れて聴衆の気を引きます。全部を入れる必要はありません。

▶ オープニングに「PUNCH」

PUNCH ＝
Personal…テーマに即した個人的なエピソード
Unexpected…あっと驚く予想外なこと
Novel…斬新な発言と珍しいこと
Challenging…世間一般の通念を打破するようなこと
Heart…心のこもった情熱のある言動とこれから私の世界に来てくださいという意思表示

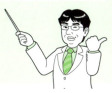

PUNCHとは上記スライドのような項目です。「P・U・N」のうちから1つ以上、「C・H」のうちから1つ以上はプレゼンに組み入れましょう。プレゼンテーションは自分のアイデアを相手と共有する伝達空間です。自分で考えた斬新なことを相手のために心を込めて伝えましょう。

NGなのは不要な自己紹介で開始したり無駄な雑談が多くなったりするオープニングです。知りたいのは内容であり、結論ですよね。どうしても入れたいのであれば写真を使って臨場感を出しましょう。

：不要な自己紹介で開始、無駄な雑談が多い
　　［改善策］必要なら「写真入り」で
　　［改善策］伝えたいのは「内容」！

：1スライド1メッセージ

これについては、最近は皆さんされていることかもしれません。シンプルなスライドにするにはよくやる手法です。

NGは8行以上の文章があったり、文字が小さくて遠くから読めなかったりするスライドです。スライド作成ソフトのデフォルトのフォントサイズは小さく設定されています。小さい文字でも40 pt以上を心がけるといいでしょう。

説明が必要な場合は、矢印などを使いながら文章ではなく流れ図で説明

したり、ハンドアウトを用意したりして聴衆の理解の手助けをしましょう。

：1スライドに8行以上の文章がある
　　　［改善策］スライドを分割
　　　［改善策］文字は40 pt以上、数字は48 pt以上に

：タイトルは最小限に

　スライドすべてにタイトルをつけることは誰も推奨していません。スライドのテンプレートがそうなっているだけです。タイトルにウイットがきいていればいいですが、NGは誰がどう見てもわかるスライドや写真スライドにタイトルをつけることです。せっかくの臨場感ある写真を配置してもその文字によって野暮ったいスライドになってしまいます。

：誰がどう見てもわかるスライドにタイトルをつける
　　　→メインが圧迫される

：フォント系統を統一

　これは全体の見た目をスッキリさせて読みやすくすることにもつながります。たくさんのフォントを使っても読みにくいだけで強調にすらなりません。基本はゴシックでまとめて、特に強調をしたい場合に限り明朝体などを使うようにしましょう。
　また、あまり使われていないフォントを使っているとスライドファイルを持ち出したときにフォントがなくてスライド構成が崩れる場合があり、せっかくのプレゼンを台無しにしてしまうので注意が必要です。
　パソコンを使ってプレゼンをするのであれば、ある程度のパソコンの知識は持っておくようにしましょう。

NG 04：たくさんの書体を利用
　［改善策］ゴシック系でまとめる、ごくまれに明朝体を！

OK 05：重要語句は色＋大きく

　重要語句については色を付けたりフォントサイズを大きくすることで対応するのは一般的な方法です。数字だけ大きくすることもよくしますよね。でも、カラフル過ぎるスライドはどれが大切かわからないですので注意しましょう。昔、教科書に下線を引きまくってどれが大事かわからなくなった経験はないでしょうか。それと同じことをスライドでしてはいけません。

　なお、背景色は白色がいいです。新しい白紙のスライドを使っているのですから、自動的に白色ですよね。そうすれば強調したいスライドの背景を黒にして簡単に強調することができますし、白色にすることで明るい空間を作ることができます。プロジェクターの光量すら会場を照らすライトにしてしまいましょう。

NG 05：カラフルすぎるスライド
　→どれが重要かわからない
　［改善策］黒＋1、2色

OK 06：句読点を使っていない

　スライドは文章を書いて聴衆に読んでもらうためのものではなく、あくまでプレゼンの補助ツールです。句読点がたくさんあるスライドは内容がまとまっていないことが多いです。

95

:句読点だらけのスライド
→まとまっていない証拠
［改善策］スライド＝伝える補助と考える

:アニメーションは必要最低限

アニメーションを凝りすぎるとそのアニメーションで文字が行ったり来たりして聴衆の目を疲れさせてしまい、内容が伝わりません。オススメは文字をパッと表示するものだけにすることです。

:アニメーション凝りすぎ

:内容とリンクした写真

なぜか日本のプレゼンターは富士山の画像を使いますが、関係ないのでやめましょう。僕は「Fujisan sign 陽性」と言って、**だいたい富士山が出てくるプレゼンはつまらない**と思っています。

また、小さい写真を使うことはやめにして自分で写真を撮りましょう。プレゼン用の素材写真を撮りだめしておきましょう。

写真は画面全体に表示し、臨場感を出しましょう。小さい写真はダイナミックさに欠けますし、後ろに座っている聴取には見にくいだけです。

:関係ない絵が多いスライド、小さい写真ばかり使っている

第4幕：プレゼンの伝達について

プレゼンは対話です。$(1 対 1)_n$ なのです。しかしながら、対話には成立させるための距離が存在します。

▶ 対話が成立する距離

[図：Edward T. Hall のパーソナルリアクションバブル]

PUBLIC SPACE
SOCIAL SPACE
PERSONAL SPACE
INTIMATE SPACE
患者さん
聴衆
1.5ft (0.45m)
4ft (1.2m)
12ft (3.6m)
25ft (7.6m)

社会距離
対話が成立する距離
3.6m

とても近くに来て話されると「近いねん!!」と少しでもイラっとすることがありますよね。人には personal space（パーソナルスペース）が設定されていて、親密でない人が personal space、特に intimate space（密接距離）に入られることを嫌う傾向があります。しかし、しっかりと会話するには social space（社会距離）から少し近づいて personal space に入ってもらうぐらいがちょうどいいのです。

プレゼンする場合、伝達可能空間である social space より遠い public space（公共空間）にいる人に自分の思いを伝えなければなりません。そのためにはただ話すだけではなく、アイコンタクトなど非言語的コミュニケーションが必要なのです。

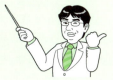

出典：Diagram of Edward T. Hall's personal reaction bubbles（1966）を元に改変

パーソナルスペース（だいたい自分から距離 45 cm～120 cm くらい：患者さんとの対話距離くらいですね）で話すのには問題ないですが、プレゼンをする会場はだいたい縦長か横長です。対話が成立する距離である 3.6 m をゆうに超えることもしばしばあります。そんな時は相手にアイコンタクトをして社会距離を詰めましょう。共通言語で語りましょう。そし

て良い印象を与えるために自然と「笑顔」がでるように余裕をもって「準備」して、「自信」を見せましょう。

　通常話す口調はややゆっくりと大きめで、高くない声で話してみてください。強調するときは大きめの声で、少し高い声で、よりゆっくりと話すのが大切です。そして強調する前には「少しの間」を取ってください。間を取ることで、何か大事なこと話すんじゃないかなという予告をする意味があります。

　NGなしゃべり方は、無駄な抑揚、芝居がかった話し方、感情を強調しすぎて叫ぶなどです。内容が伝わらないのでやめましょう。

- -

　以上、Presentation WorkShopの一端をお見せしました。しかし、プレゼンの本質は自分でやってみてわかることです。文章だけでは伝わらないことがあるのはここまで読んでいただいた方ならわかると思います。臨場感は文字では伝わりません。プレゼンの醍醐味でもある「現場」にぜひ立って実践してみてください。

応用編 ショートプレゼンテーションの型を身につける

　「Presentation WorkShop」では劇場型プレゼンの方法論を展開しましたが、ここで日々のコミュケーションよりは説明っぽいけど、そんなに長くないショートプレゼンについて述べます。

　ショートプレゼンはエレベーターピッチや症例の簡略提示やコンサルタントの時に使う短いプレゼンのことです。P.54で述べたSBAR、ISBARCに「結・起承転結」を足し合わせます。聞き手にメリットがあるように、聞き手の知りたいことを、聞き手の立場に立って短時間で話すという超難度が高いものです。

I（Identify）報告者：自分が誰か（省略可）

S（Situation）状況：いま何が起こっているのか。聞き手がすぐ想像できるように簡潔に。ここに結論を持ってくる

B（Background）背景・経過：状況の理解のために聞き手にいま一番必要な情報

A（Assessment）判断・考え：いま起こっている問題についての報告者のアセスメント

R（Recommendation）依頼・提案：報告者からの依頼や提案、聞き手のメリット

C（Confirmation）承諾・復唱・お礼：再度結論をダメ押し。方針が決まれば復唱をする。礼を述べるとよい

　これらを入れた200字ぐらい（30秒程度になるような）テンプレートを作るとよいでしょう。

　症例の簡略提示のときも似たようなものです。「SOAP」の順で述べます。SとOは情報の事実だけを述べるようにして、短時間でプレゼンするなら一部省略します。SとOには話し手の解釈は不要です。検査結果を述べるときは目の前にある事実を数値や所見だけ述べます。たとえば「Hb 9.3 g/dL なので貧血があります」などとはせず、「Hb 9.3 g/dL です」だけでいいのです。鑑別している主治医としてはどうしても解釈を言いたくなりますが、客観情報は客観的に述べることが大切です。それで十分情報共有できます。AssessmentとPlanで貧血の鑑別について主治医としての思いの丈をぶつければよいのです。

S（Subjective data）：患者さん・家族が話した内容、自覚症状など

O（Objective data）：診察や検査・測定などにより得られた情報など客観視できるデータ（バイタルサイン、身体診察、検査データなど）

A（Assessment）：SとOから考察できる鑑別、治療方針など

P（Plan）：今後の治療計画など

以上のように、みなさんが頻繁に行うことは「型」があります。まずは型を身に着けて、どこで自分の個性を出すかを考えてプレゼンをブラッシュアップしていきましょう。

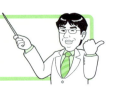

まとめ
- プレゼンをすることは成長することである
- プレゼンの基本を理解して実践しよう

---

column 僕の行動指針

Presentation WorkShop を創った理由

　僕はもともと「ザ・いつものプレゼン」みたいな文字が多く、原稿を読んでいるプレゼンをしていました。その理由としては、情報は多いほど良いという思い込みでした。たしかに情報は一般的には多く濃く詰まっているほうが良いかもしれません。しかし、限られた時間でプレゼンをすると全くと言っていいほど伝わらないのです。それもそのはず、本項でも述べた通り、「聴衆の記憶領域には1つだけ空きがある」程度なのです。自分が聴衆になったつもりでスライドを読み返すと、なんとまぁ覚えるべき内容や文字の多いこと。短時間で暗記するには Photographic memory の能力が必要な程度です。それでいて本質がなかったのです。これでは聞いているだけ無駄ですよね。

　プレゼンについていろいろ考え、いろいろな勉強会に行き、大量の本を読みました。すごいと言われるプレゼンターのプレゼンも見ました。真似もしてみました。真似することでやや上手になったような感じはするけれどしっくりいかない。
　なぜしっくりいかないのか。そこには「相手が聞きたいというニーズ」も「自分の言葉」もなかったからです。上手なプレゼンターのプレゼンの真似をすることはプレゼン全体の総論を勉強しているようで、実はテンプレートとして使っているだけの「スライド作り」という各論を勉強していただけだったのです。Oh, my God!!

プレゼンは前述したとおり2つの頭文字D（DesignとDelivery）が大切です【P.87参照】。それなのに僕はDeliveryを放置し、Designのうち論理構成も放置し、スライドの作り方だけを勉強していたのです。これでは「プレゼンをただうまく見せている人」になっていただけでした。

このことに気づいた僕は方針転換をしました。**聴衆のニーズを調査し理解することに重点を置き、どんな事柄であってもその内容を素因数分解し、聴衆の頭にある言葉を予想し、その中で自分もきっちり意味を熟知して扱える言葉を使って本質を語るようにしました。**そうすることによって急にプレゼンの構成はシンプルで聞きやすく伝えやすいものになり、スライドもわかりやすくそれでいて印象に残るようにでき、あまつさえスライドなしでもプレゼンができるようになりました。エレベーターピッチと呼ばれる短時間プレゼンなどもできるようになりました。ここでやっと**(1対1)$_n$で行うコミュニケーションがプレゼンであることに気づいたのです。**そもそも人とお話をするときにスライドなんて使わないですよね。気づくの遅すぎって感じでした。

こういった経験をしてプレゼンのレベルが上がったのですが、1から体系づけて学べるものを自分で見つけることはできませんでした。我流ではあるものの様々な本やプレゼンを見て微調整はしているのでイベントで発表してみようとなったのです。それがPresentation WorkShopになったのです。このワークショップを通じて多くの人と知り合い、コミュニケーションが上手になりました。

プレゼンはすればするほど能力が伸びます。新しい気づきが生まれます。新しい友と出会います。皆さんもぜひその醍醐味を体験してください。
「先輩からプレゼンを頼まれた。どうする？」のコマンドは「たたかう」でお願いします。

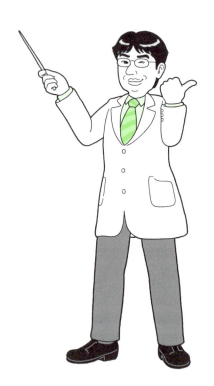

第3章
共同事業編

1　イベント参加者のニーズを
　　理解し動機を高める宣伝術

2　イベント運営力を高める
　　コツとイベント開催実例

　　自分がいて、相手がいて、その空間がある。この章では「空間」にフォーカスし、医療系学生をひきつけるイベントづくりのために重要である「ニーズの理解」と「参加動機を高める宣伝」に加え、「運営力を高める方法」を解説します。

　　開催実例はのべ1,400名の学生・医師を動員した総合診療勉強会「大阪どまんなか」の裏側を記述しました。参加者を集める満足度の高いイベント作成には「ニーズの理解」が最重要課題です。次に、宣伝を効率的に行うことによってさまざまな人に情報を届けることはイベントの周知効果だけでなく新規の参加者開拓によるイベントの新陳代謝効果ももたらします。

　　さらに人脈を広げるような運営をすることによって、イベント管理能力をレベルアップするだけでなく、様々な人と知り合い、結局は自分が育つことになります。

　　この章を読み終えて、その先にある自分のレベルアップに目が向き、組織改革まで手を伸ばすことができればadvanced classの仲間入りと言えるでしょう。

第3章 共同事業編

1 イベント参加者のニーズを理解し動機を高める宣伝術

皆さんの中にはいわゆる「医療系学生イベント」に参加したことがある方がいると思います。また、知っている方もいるかと思います。

医療系学生イベントとは参加者が医療系学生メインの勉強会です。以下のような内容のものがありますが、他にもたくさんあります。

- 医療に関連すること（社会問題・国際問題を含む）
- 実際に勤務したときに必要なこと（救急系・鑑別診断・ケースカンファレンスなど）
- ノンテクニカルスキル（プレゼンテーションやビジネススキルなど）

僕は延べ1,400名以上の医学生・医師などを集客した総合診療勉強会「大阪どまんなか」を含めた数々のイベントの制作側を経験し、100を超える医療系イベントに参加しました。

なぜ参加し、イベント制作側に回ったのか。それは幅広い知識の獲得と将来にわたる友人作りのためであり、そのことがこれからの医療の質を上げる医療者同士の強いつながりを作る基盤の一つと考えたからです。特に、僕は総合診療の世界に踏み込むことも視野に入っていたので、多種多様な社会的能力を高めていく必要もあると思ったので、まずは学生の時にイベントを通じて様々な社会経験を積もうと考えました。そのときの経験と方法論を記載します。

Audience-Centered Event

総合診療・家庭医の世界を含め、医療ではPatient-Centered Medicineが主流です。同じような考え方をすれば、Audience-Centered Eventを創ることができます。「患者中心の医療：Patient-Centered Medicine」の根幹は、今まさに患者さんが求める医療を、実現可能な範囲で患者・医療者双方の納得がいく形で供給するものと考えられ、「参加者中心の企画」はまったく同様の概念で、参加者のニーズを現段階で実現可能かつ双方が正しく納得

し楽しめる企画と定義できると考えています。

したがって、イベント開催のコアになる部分、つまり本質は「参加者のニーズを熟考し、そのニーズに応えるために実現可能な範囲でイベントを創る」ということです。つまり、開催側が伝えたいことを伝える会ではありません。相手が聞きたいことと自分たちが伝えたいことを擦り合わせ、満足感を持って帰ってもらう会です。

参加者のニーズを理解するためには執拗なまでの情報収集が必要です。各種SNS、インターネットでの情報収集だけではなく、実際にたくさんのイベントに出かけ、優れた人物に出会い、「生の声」を聴くのが重要です。それが、現段階でのそれぞれのフィールドにおけるニーズの理解の第一歩となるのです。

しかし、「そんないろいろ参加しているヒマはない！」と時間的・空間的制約があるのも事実です。本稿では僕が実践したさまざまなイベントを創るときの心構えとフレームワークをお伝えします。「○○のイベントだけはまかせとけ」といった専門的・各論的思考も必要かもしれませんが、似たイベントはたくさんあり、実力も推進力もあるイベントに負けてしまいます。イベント開催は数多開かれる他のイベントとの競争ですので、競争に勝ち人々に価値を与えるためにどんなイベントでも創れる、人をひきつける魅力あるイベントプランナーをめざしましょう。

イベント運営の「ヒト・モノ・カネ」

イベント運営で必要なことは「ヒト・モノ・カネ」です。

ヒト：参加者選定とそのニーズの調査と参加動機の獲得、運営力
（人脈を含みます）
モノ：コンテンツ・開催場所
カネ：開催資金・資金調達法・価値（メリット）

ヒト・モノについては非常に大切ですので本書で述べますが、カネについてはメリット思考についてのみ述べます。開催資金などはいろいろな利害関係があり公には書けないことが多いのは皆さんご存知ですよね。

ニーズ調査目的で、まずは参加してみよう

　イベント参加で「個々のニーズが満たされること」、これが参加者にとって最も費用対効果があり満足度に貢献します。100人いれば100通りのニーズがある可能性がありますが、全部を把握できなくても「ニーズのトレンド」をつかむことはできるはずです。ニーズのトレンドをつかむことは参加者選定にも関わる大切なことです。対象を決めてからニーズ把握にかかるのもいいですし、ニーズ把握していると参加者範囲が広がる可能性もあります。参加者が多様になれば個々のニーズに対する提供が難しくなりますが、成功すると参加者の満足感にともなってかなりの知名度を獲得でき、次回開催への大きなステップとなります。

　ニーズは参加動機にもつながります。したがって、**ニーズを徹底的に調査することがイベントづくりには必須であり、継続的に運営するのにも大切なパラメーターです。**まずは自分のニーズや参加動機がマジョリティなのかマイノリティなのかを知ることで「イベント市場」と自分とのズレや整合性を理解したり感じたりすることから始めましょう。イベント市場と自分のニーズのトレンドがずれているのであれば、仮にイベントを開催しても独りよがりなもの、自己満足的なものが出来上がる確率が高まります。継続性を持ちにくく、参加者を集めるために必要な参加動機を逸らせてしまう可能性さえ発生してしまいます。

　たとえば、臨床推論のワークショップがあったとします。僕は**イベント参加で臨床推論を通じて友達作りをしよう**と思っていました。この場合は、実際に友達ができればそのイベントは自分としては「いいイベント」、友達ができなかったり、**参加者同士で話す機会が少なかったりしたら、参加し**

たイベントは自分としては「つまらないイベント」となります。たとえそれが、世界の潮流に沿わないものであったとしてもです。

　ニーズは人によって違います。ある人は「臨床推論の能力を上げたい」と思って参加したとしましょう。その人からみると友達ができるのは付随的で、臨床推論のためにわいわい話すだけのイベントでは「つまらなく」感じるでしょうし、講義形式でも得るものがあればそれは「有意義なイベント」と感じるでしょう。

　そういった参加者ニーズのトレンドをいろんなイベントに参加することで調査します。**自分がマジョリティなのか、もしマイノリティであればマジョリティにはどんなニーズがあるのかをイベント参加することで市場調査するのです。**

　自分自身の参加動機がマジョリティであれば自分のニーズすなわち参加者ニーズとしても大きくは違わないでしょう。しかし、マイノリティであれば自分が参加しているイベントは人と違った視点を持っているということになります。マイノリティがたくさんいるのであればそのイベントは方向性を見失っているか、テーマが幅広く誰でも学びが得られるかのどちらかだと考えられます。

　しかし、「何かイベントを作ろう」という目的は手段の目的化です。イベントを作るのではなく、メリットがある話題があるからイベントでみんなとシェアしようというくらいの考え方がちょうどいいのです。

ニーズを理解して提供することで参加動機へ昇華させる

　ニーズを市場調査したあとは、実際に参加してもらうにはどうすればよいか考えます。

　参加動機を決めるパラメーターは、以下の５Ｗ１Ｈです。

Why（開催目的・ゴール）：何のために開催するのか。何をゴールに

するのか（＝ニーズ）

Who（対象者・人数）：誰を対象にするのか

How（開催概要・方法論）：どんなテーマで、どんな方法（講義形式orワークショップ形式など）で開催するのか

Ｗｈｅｎ（開催時期）：いつ行うのか。日時・イベントの長さ

Where（開催場所・設備）：どこでどれくらいのキャパシティーのハコ（建物）か

What（実際の内容と現場）：講師選定・宣伝・内容設定・スタッフの招集と指導・タイムスケジュール・人員配置など

　参加動機を特に大きくプラスに働きかけるパラメーターは宣伝・時期・場所・講師・内容です。実際に参加者アンケートから考えても上記パラメーターはきわめて重要になります。**イベント初参加者にとって、見た目は10割です。したがって、初参加者に対してはイベントの宣伝がすべてであり、顔なのです。**開催者側は宣伝手法に対して精通し、上手であることがイベントに人を集めてメリットを享受していただき、イベント全体を成功に導くための必須条件となります。宣伝については後述します。

イベント開催時期と場所の決め方

　時期と場所については相当な聞き込み調査が必要です。時期はとても大切な参加動機になります。重要な大学のイベント時期付近の開催の場合はよほどメリットが高くないとイベントに来てくれません。重要な大学のイベントとは定期試験、実習時期、長期休暇、学園祭などです。上記の重要イベントの場合、基本的には集まりが悪くなります。

　時期についての情報は学年によっても違うので各大学に各学年の情報を仕入れることができるステークホルダーを味方につけておく必要があります。大学の授業や実習時期・内容はいろいろな側面があってかあまり公開されていませんので実際に学んでいる人に聞くのが一番なのです。さらに

上位のステークホルダーを味方につけ、イベントに参加してもらうことによって、その人の仲間も参加してもらえる可能性が出てきます。

　ここで裏技ですが、自分が上位のステークホルダーになれば情報が集まってくるのです。イベント開催側にとって、「意識高い影響力のある学生」はかけがえのない宝です。基礎能力（正確には地頭のよさ）、情報発信力とコミュニケーション能力、カリスマ性を高いレベルで兼ね備えた学生さんがなりやすいわけです。そのためには第1章でお話しした自分を高めることをするのがいいと考えられます。

　また、場所については公共交通機関のハブ駅から近いことと知名度がプラス要因に働きます。「大阪どまんなか」では大阪大学の吹田キャンパスや中之島センター、グランフロント大阪、阪急梅田ホールなどで開催しました。

　大阪大学の吹田キャンパスは他府県の方からみると比較的アクセスが難しいのです。鉄道はモノレールが最寄り駅で、大手私鉄からはバスが必要という場所でした。数回開催しましたが参加者数は右肩下がりであり、参加者からのアンケートも「開催地へのアクセスがつらいです」等の地理的問題についてのご意見をいただくことになりました。逆に駅から近い中之島センター、グランフロント大阪、阪急梅田ホールなどではコンスタントに平均値より高い集客を得ることができましたし、「場所がいい」というご意見もいただきました。

　もちろん、ハコ（建物）を借りるのにはお金が必要です。予算とアクセスを天秤にかけて、実際に開催者側が移動ルートを体験することも参加者目線につながります。鉄道を含めた公共交通機関に精通することもお勧めします。

参加動機を高める宣伝術

　宣伝はシンプルながらしたたかに行うのが原則です。シンプルとは「端的

に目的と開催内容と開催情報を正しく伝えること」です。短いながらも内容の濃い文章作成能力が必要です。そのためには、「**参加すれば得られるメリット→現状の背景→それを打破するためのこのイベントの目的と方法論→そしてやっぱり得られるメリット**」の順に明確に記述することが求められます。プレゼンと同じですね。「結・起承転結」でよいのです。

　宣伝開始時期は開催2ヵ月以上前です。なぜ2ヵ月以上も前から発信するのか。**イベントを盛り上げるのに大切なのはブームを創ること**だからです。各種SNSやホームページ・ブログを頻繁に更新し、常にイベント準備は進展しており、楽しくて有意義な当日が待っていると参加者になってほしい人々に宣伝するのです。僕がとった方法の一つはイベント当日が近づいたら講師やスタッフ・参加してくれる参加者がカウントダウンをしている画像を発信したり、毎日宣伝内容をアップデートしたりしました。更新間隔をより頻繁にすることでイベントのvoltage（熱気）を上げるわけです。このvoltageが大切です。

　物理の法則で「オームの法則」があります。$V = I \times R$（V：電圧、I：電流、R：抵抗）ですね。この式がとてもイベント作成にはしっくりきます。イベントの熱気・成功（V）は開催者側のアクションで創った流行（I）と参加者側のリアクション（R）の積になっているのです。**開催者側だけ頑張ってもダメで、しっかりと参加者側のニーズにアプローチして参加してメリットを享受していただく（参加動機の獲得）というリアクションを得る**わけです。

　情報を正しく伝えることも大切です。一度の訂正なく伝えることは開催者側の信頼度を担保します。集合時間・開始時間・タイムスケジュール・実施内容に加え、懇親会の申込期限・会費などイベント概要を間違わずに端的に見やすく表現します。数字が大切なので数字はフォントサイズを大きめに変えたり、改行して別行にしたりします。わかりやすいシンプルな文章だけでなく画像や映像などを駆使しましょう。

　確かに画像を用意したり、映像作成したりするには時間と手間と労力が

かかるかもしれません。しかしここ10年ほどでソフトウェアは格段に進歩して価格も安くなり、ハードウェアの高速化はめまぐるしく、全体的にユーザーフレンドリーになって使いやすいものが増えています。以前では難しかったビジュアル面についても挑戦し、自分の能力を上げる目的を伴って画像・映像作成をしてみてください。そうすることによって他のイベントと差別化（ブランド化）を生み、新たなブームを創っていくことさえできます。

　なぜ差別化が必要なのか。イベント開催は数多く開かれる他のイベントとの競争だからです。1年のうち土日祝は120日程度しかありません。休みの日が120日とすると、世の中に121個のイベントがあれば必ずかぶります（**ディリクレの箱入れ原理**"Dirichlet's box principle"によります）。調べたわけではありませんが、医療系学生対象のイベントは少なくとも1年の土日祝の日数より多いと思います。実際「大阪どまんなか」は13回開催しましたが、ほぼすべて何かのイベントと被っていました。同日に3つかぶっていたこともありました。**競争に勝つにはニーズの理解と参加動機の獲得しかありません。**

用語解説：ディリクレの箱入れ原理

　1つの箱に1つの物を入れるとき、N個の箱には最大N個の物しか入れることができないという原理です。たとえば、うるう年を考えなければ「365人であれば誰も同じ誕生日の人がいない」ということが理論上発生します。365日という365個の日付という名前のついた箱に1人ずつ入れればちょうど365日が埋まるのです。しかし、366人の場合は必ず誰かが誰かと同じ誕生日の人がいることになります。箱を1人ずつ埋めても1人箱に入れないので誰かと同じ箱に入れるしかないのです。

まとめ

- まずは自分に合ったイベントにいろいろと参加して徹底的にニーズを調査する
- ニーズを調査したら、今どんなことが提供できるかを具体的に考えて書き出す
- 宣伝するときは、参加動機を高めるように相手のメリットを前面に出して文章を作成する。正確な情報の伝達を心がける

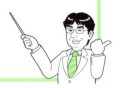

column 僕の行動指針

イベントに綺麗ごとはいらない

　イベント企画をいろいろとしていると、全体を俯瞰する能力が身についていくと同時にレベルを上げようという気持ちが生まれてきます。そうなると余分（不要）なものが見えてきます。つまり、綺麗ごとはいらない、**要はニーズに見合った内容を、そして価値を提供できればいいというのに気づきます。**参加者から時間 × 人数 × 時給（安くて 1,000 円？）を預かっているわけで、まして や参加費をとる場合はそれ以上の価値を出すことがイベント提供者の義務となります。何といっても金銭は世の人々に共通して測定可能な価値ですから。良いイベントを創るために金銭感覚は必要不可欠で重要です。

　したがって、**価値に値しない綺麗ごとや格式を重視するようなことはイベントから今すぐ排除しましょう。**「継続的に学んでいきましょう」などと綺麗ごとのような結論を出すプレゼンやイベントがありますが、これは無駄なので時間を返してくれといつも思います。医療者として、社会人として継続的な学びはいわれるまでもなく当たり前です。継続的に学んでいくだけを結論にするということは、そのプレゼンやイベントに一定の結論はなく、実行力が伴わないことを自分で暴露しているようなものです。

　恒例行事で時間の無駄で誰も聞いていない代名詞「講師のご略歴紹介」も、何かの価値を生まないのであればやめたほうがいいです。講師に写真などを使ってもらって楽しい自己紹介をしてもらってもいいと考えます。自己紹介って自分でするものですよね。

第3章 共同事業編

2 イベント運営力を高める コツとイベント開催実例

　人脈を含めた道筋、これが一番の難問です。したがって、この項はadvanced classとなります。人脈は最初は誰しも持っていないことがほとんどです。人脈獲得に必要なパラメーターは積極性・コミュニケーション能力と考えています。運営力とは全体を俯瞰する能力と人をまとめる能力と事務作業能力そして全方向メリット思考です。

人脈を含めた運営力を高める

　この章で使う能力は、ここまでの項目で記載したすべての能力が必要です。積極性を高めるとは意識を高くすることだけではなく、目的を持って行動することです。**人脈は人がいるところでしか生むことができません。それも人が多いと「目立つ方法」以外、人脈は作りにくいものです。**

　正しく目立つ方法は、参加者としてはみんなが聞きたい質問をすること、スタッフ側としては他のスタッフができないことを代わってやるというのがよさそうです。

　みんなが聞きたい質問のコツはたくさんありますが、質問しやすい内容として2つ挙げます。一つは講師側がしゃべりたいけど時間が足りないので割愛してしまった部分がやっぱり聞きたいということです。伏線に気づき、それを質問すれば講師側はもう数分もらえたことになり、もしかしたら本来話す内容より短時間で凝縮した内容を話してくれるかもしれません。まさにwin-winなのです。もう一つはみんなが聞きたそうな今後どうすればよいかということ。講義内容の応用のBaby stepが講義中に示されなかった場合に使いやすい質問です。その質問で講演後の行動が変わる可能性もあります。そして大切なのは質問したら、かならず講師のところに行ってお話をすることです。いい質問であれば覚えてもらえますし、名刺交換ができるメリットもあります。

113

たとえば、スタッフ参加で人脈を作るにはカメラマンなどがおすすめです。カメラマンはただ写真を撮るだけではなく、イベント全体を俯瞰し、ハイライトな部分にフォーカスして写真を残すことが必要になります。写真を撮るコツは本1～2冊読めば十分にわかります。一つのコツとしては真ん中に被写体を置かず、グリッドの交点に被写体を置くということです。一度試してみてください。スマートフォンでも十分に使える撮影のコツですのでInstagramなどにアップするときにもおしゃれな写真が作れると思いますよ。

　その他、パソコンが得意な人は参加者フォームを作って参加者リストを作ったり、データをまとめて可視化したり、トラブルシューティングもできるとよいでしょう。パソコンのトラブルシューティング（問題・故障解決能力）は医療現場では絶大な能力になります。基本的な能力としては文書作成・表計算・プレゼンテーション・写真や動画編集に関するソフトウェアが扱えるといいと思います。トラブルシューティングはかなり高度な能力ですが、パソコンと周辺機器のトラブルシューティングの場合は2つの間の接続（有線ケーブルか無線かドライバと呼ばれるソフトウェア）または個々の機器トラブルがほとんどですので、それら個々がわかればいいですし、最近の機械はそんなに難しくないので説明書を読むクセをつけておけばだいたいは対処できるようになります。この説明書を読むことも最近ではしない人が多くなっているので人との違いを出すことができます。

　「○○ができる人」になる最も早い方法は、他者ではできないことををしっかり相手のニーズを読んでできることです。そして、そのできるということを正しく伝えられるコミュニケーション能力です。黙々と仕事をこなす職人肌も大切ですが、その職人肌というギャップを持ったコミュニケーションが上手な人はより注目されると思います。問題にぶち当たっても「なんでできないんだ」ではなく、「どうやったら解決するのだろう？」とみんなで考えながら動ける人を目指しましょう。

上記のようにいろいろな分野の勉強会やイベントに参加し、スタッフを
して覚えてもらい、いろいろな人とつながりそこから講師の先生を紹介し
てもらったりお近づきになったりというのが大切です。自分を売り込むの
です。SNSでつながるならFacebookがおすすめです。勉強会の情報も入っ
てきますし、先生の近況もわかったり、趣味がわかったりするからです。
　**イベント運営力とは全体を俯瞰する能力と少しの事務作業能力、そして
一番必要なのは人とのつながりを基本とした全方向メリット思考です。**

全体を俯瞰する能力

　イベント運営、特に上層部の人には全体を俯瞰する能力が必要です。
全体を俯瞰する能力とは視野と知識を広く持ち、個々ばかりを見るのでは
なく全体を見てと本質をとらえるようにする姿勢のことです。そうするこ
とでいろんなアイデアがひらめいたり問題点を抽出できたりします。

　普段から実践することでより俯瞰する能力を使って成長することができ
ます。たとえば国家試験の勉強です。医師国家試験のように9割近く合格
するような落とすための試験ではなく最低点をクリアする試験では必要な
ことは限られており、情報の効率的な取捨選択が必要になります。つまり、
**本質をつかみ無駄なことはしない、細部にこだわりすぎない、たくさんの
情報にかき回されないということが大切になります。**

　「本質をつかみ無駄なことはしない」とはどういうことか？　国家試験で
は対策問題集があり、ネット講座があり、勉強会があります。**本質は「み
んなと同じことをみんなより遅れないようにやる」**です。国家試験は9割
が通るわけです。禁忌選択肢さえ踏まなかったら、受験者全体偏差値40で
も下から15.8％より上ですから上位84.2％となり合格するはずです（もち
ろん母数が変化して合格圏を変更されたらこの数字は変わりますので、責
任は持ちませんが）。偏差値50、つまり真ん中であれば大手を振って合格で
す。目標は合格することであり、そのための勉強姿勢の本質はみんなと同

じことを遅れずにすればいいのです。そのためにはネット講義をしっかり見て知識を蓄え、必要不可欠な内容を修得するための時間と量を決めて問題集を粛々とこなし、みんなと良好なコミュニケーションをとって勉強の進捗状況を周囲と比較して調整することが大切になりますよね。

　イベントでは本質は「ニーズをつかんで参加動機に結び付け、参加者の満足を得る」ですから、ニーズをつかむ方法を考え、参加動機を分析し、参加者満足のために当日のことを考える…でよいのです。当日のこととは自分の動きとスタッフ配置と会の進行と事務作業です。イベントの運営トップになったら当日は仕事をしてはいけません。したとしてもはじめと終わりの挨拶くらいでいいのです。それ以外は会の全体の動きについて目を光らせるのが大切です。タイムスケジュール通りにイベントが動いているか、講師に対して対応に問題ないか、会場内で気分の悪い人は出ていないか、迷惑行為がないかなどありとあらゆることを事前に想定し、それに対して現場で対処するのです。これこそが全体を俯瞰していることになります。こういったことは誰かが俯瞰していないと指示ができません。指示役が俯瞰すれば運営しやすいことになるのです。**俯瞰する際のポイントは以下の通りです。**

- ネット講義でどんな問題が出るかを想定する＝当日何が起こるか想定する
- 時間を決めて問題集を粛々とこなす＝タイムスケジュール通りに会が動いているか見る
- 良好なコミュニケーションをとる＝参加者ニーズが満たされるか確認する

　このように国家試験もイベント運営も全体を俯瞰することで乗り越えられます。

イベント創りには人々のつながりが基本となる

　医学生・若手医師にたいてい足りないものといえば知識や経験といわれますが、最も足りないものは「つながり」です。日々の業務・勉強に追われ、どうしても自施設だけのコミュニティがメインになってしまい、新たな風を呼び込む風土を創るのはなかなかむずかしいのが現状です。まさに「煮詰まってしまう」状況になりやすいのが若手医師・医学生を含む医療系学生ではないでしょうか。

　しかし、そのように感じられるのであれば、同じような境遇の仲間が必ずいるはずです。そんな人たちとつながり、語り合えば、素晴らしい化学反応が起き、イノベーションが起こるはずです。つまり、イベントに参加するメリットとして「知識を得るだけでなくつながりが作れる」というのは歓迎されやすいのです。知識を提供するだけでなく、参加者同士がお話しする時間や、SNSのID交換ができるようなつながりを作れる場も同時に提供するのがよいイベントのコツです。

　講師はイベントのテーマにあったニーズを理解してくれる先生にお願いし、プレゼンはニーズに沿ったわかりやすく、すぐに役に立つ知識を入れ込んだものを依頼・準備していただき、ときにはワークショップ形式で参加者同士も語り合っていただくような双方向性のあるイベントは参加者の積極的イベント参加を促し、結局は満足度につながります。

　さらに講師にもスタッフにもメリットがあるように創っていき、全方面に満足度を上げます。たとえばアンケート作成はコンパクトに必要な事柄を厳選して行うといいでしょう。すべてを自由記述にすると回収率が悪くなります。参加者のレベル・記入時間に合わせた適切な質問と選択式・自由記述を組み合わせ、講師にも満足がいく内容が得られるようにアンケート設問一つひとつをていねいに作り上げるようにします。アンケート内容は感謝とともにすぐに講師にフィードバックしましょう。

　スタッフの配置については第一にスタッフ本人がやりたい部署に、第二

にスタッフのキャラクターを考えて配置することを念頭に置いています。

　たいていの医療系学生イベントで必要なスタッフは代表・副代表（講師対応）・記録・会計・会場設備・会場案内・受付・懇親会担当といったところでしょうか。

医療系学生イベントで必要なスタッフ

代　　　表：全体を俯瞰する能力が必要・当日は一つの仕事をメインとしない。カメラ撮影を兼ねてもOK。ビジョンをわかりやすく伝えられる人

副　代　表：全体を俯瞰しながら会長の補佐。講師対応を兼ねるのがよさそう。実行部隊の隊長さんとして現場指揮力がものをいう

記　　　録：主にカメラとアンケート回収。動画を撮ったり、表計算ソフトでデータをまとめたりすることもあり、機械やパソコンに強い人のほうがよさそう

会　　　計：参加費を取る場合やお金の出納が綿密に必要な場合は配置。計算に強くまじめな人がよさそう

会 場 設 備：机・椅子の移動やプロジェクターやマイクなどの機械面の調整など。会終了後、原状復帰が必要なので必ず最初の状態を記録しておくこと。パワーある人を配置

会 場 案 内：会場への道筋または会場内を案内する人。てきぱきと仕事をこなせる人が必要。また、暑かったり寒かったりするので交代要員も必要

受　　　付：一番重要。パンフレットや講義資料を配布するとともに参加者名簿にチェックしていく。会の顔となるので美男美女・有名学生を配置せよ

懇親会担当：盛り上げ役であり、全体を見渡しながらも細かい部分にも気を配れる人を配置。代表クラスの能力が必要になることもあり

参加者・スタッフ・講師陣に感謝の気持ちを伝えながら運営しましょう。一人ひとりのかけがえのない時間をイベントに使っていただいていることに最大級の感謝を！

うまくイベントを終了できれば成功体験につながり、連続して成功するといわゆる「勝ちパターン」となります。勝ちパターンに入れば、あとは個々をブラッシュアップしてイベント全体をバージョンアップしていくだけです。したがって最初が肝心、ニーズをつかみきることが肝要なのです。

もちろんこういったアグレッシブで先進的な考え方で進めると少なからず批判が出てきますが、笑ってちゃんと受け入れましょう。それだけ注目されているという証拠なのですから。

メンバー（仲間）に伝わるコミュニケーション

対人コミュニケーション・プレゼン ～主催者側メンバーに対して～

主催者側のコアメンバーから他のメンバーに「○○をやってほしい」と希望を伝えたいときは一緒に作っていくという雰囲気を出すために、まずは、続けて以下の順でコミュニケーションをとるとよいと考えています。

- **あいさつ**：まず面と向かって話を聞きますという態度を出します。SNSのメッセージツールでもいいのですが、たまには顔を合わせ笑顔で語りかけましょう。

- **相手の現在の状況把握**：タスクの進捗状況を把握し、遅れがあれば責めるのではなく原因を一緒に考え、心理的に問題があればそれに寄り添った調整をします。具体的には作業を手伝う・メンバーを増やす・できているところを具体的に褒めながら励ますなどです。

- **情報共有**：現段階での問題点を聞き出しましょう。ここではコミュニケーション力が大切で、まずは傾聴し、しっかり意見を返しましょう。傾聴はじっくり聴くことだけではありません。相互

に話し合える場を創るまでが傾聴なのです。

● 即座の改善：今すぐに改善できることは今すぐにしましょう。やるべきときにやらないと仕事がどんどんたまりますし、またやらなかったがためにいろいろなチャンスを逃してしまうこともあります。即座にプレゼンを作り、相手の立場に立った意見を伝えましょう。

● 期限を決めた指示出し・調整：「期限を決めて〇〇をしよう」と詳細な指示出をします。提出方法も詳細に決めておきましょう。指示に対してすぐに調整できるものはその場で調整しましょう。

　「具体的に褒めながら励ます」というのはまさにpnPの法則【P.77参照】の応用です。最近は「すごい」だけでは逆に「ディスってんのか？」と思われることもあるようです。世知辛い世の中です。僕は「〇〇という能力がすごくていつも助かっています。でも今は〇〇が少し足りていないので、解決策を一緒に考えていきましょう」というテンプレートを使っています。褒められて嫌な人はまずいないでしょう。奈落に落とされてもちゃんとフォローするということもpnPの法則なら実現できます。

対団体コミュニケーション・プレゼン　〜競合団体に対して〜

　競合というと戦うイメージもあるかもしれませんが、切磋琢磨する仲間と考えるほうがよい場合もあります。イベントを立ち上げるときには必ずといってよいほど似たイベントがあり、似た団体が存在します。競合団体のイベントには積極的に参加しましょう。相手のすばらしいところを見つけるようにし、相手方にすばらしいと思うことを具体的に伝え、しっかりコミュニケーションをとり、両団体がwin-winになるようなプレゼンテーションを短時間で行って意見交換・仲間づくりをします。

　僕はお互いにイベントの宣伝をしあいませんか？　とよく提案します。医学生や医師が多く参加者層に大きな差異はない場合はとくにメリットが大きいと考えます。いろいろなイベントで「どこにでも出没する人」がいると思います。僕もその一人でしたが、他団体のイベントに参加し、スタッ

120

フもやり、成果を出し続けました。その結果、いい意味で有名になりブランドがつきました。結局は自己ブランド化になったわけです。ブランドができると、他団体と共同でイベントを開催する話もスムーズに出てきて一気に大きなイベントができあがる場合もあります。その際も相手のメリットを伝え、こちらのメリットを伝えるプレゼンが必要不可欠なのです。

コミュニケーション・プレゼン、その前に知っておいてほしいこと

　イベントの立ち上げに必要な対人・対他団体とのコミュニケーションは相手によって変化をつけたものがよいと考えます。伝えたいことはプレゼンを作り、相手の言葉で語ります。運営メンバーの仕事を決める際にも日頃からのコミュニケーションが重要で、人物を見抜き適材適所を実現するために役立ちます。日頃からメンバーの能力や得意なことを把握するように人間観察をしっかりしておくことも大切です。

会議は大切。しかし会議のための会議は不要

　イベントを創る際に必要なのが、「ヒト・モノ・カネ」であり、それをまとめる組織が必要です。組織を動かすには、メンバーの総意で全体としては同じ方向を向きながらも、個々の個性と能力を尊重し目標に向かっていくことが求められます。そのためには会議など意見を集約する場が必要です。会議を繰り返し、イベントの概要・広報をブラッシュアップしていくことが重要です。

　会議の進行にもコミュニケーション力は必要ですが、会議体制も考えておく必要があります。**実践しているオススメの方法として、会議に諮る議題についての意見をあらかじめ主催者側のコアメンバーでまとめておいて、それをたたき台にして他のメンバーと微調整する方法です。**議題を丸投げにするとたいていは意見を言う人・言わない人が出てしまい、決定までに時間がかかります。会議になる前に会議に出席するメンバー全員にあらかじめ宿題という形で意見を考えてきてもらうのも一つの方法です。現場ですべてに答えを出すのは得策ではないと考えます。会議の時間・回数

を減らしながらもしっかりと内容を詰めるのです。スタッフメンバーの自由な時間を奪ってはいけません。

　ここで陥りがちなのが「手段の目的化」です。イベントをやること自体が目的になってしまうこと、ミーティングをすること自体が目的になってしまうことがそのよい例です。

　よくあるのは「第1回イベント作成会議」などと仰々しく銘打って定期的にインターネット会議をする方々を見受けます。インターネット会議は相当に議題・情報の整理などの準備が整っていない限り情報共有がうまくいきません。僕も大量のミーティングをこなしましたが90％が無駄だったと反省しています。自分が主導になってからは上記方法で90％役に立つミーティングができたと考えています。

　ミーティングすることが何かちゃんとやっているぞと感じていらっしゃる方もいるそうですが、時間と体力と精神力の無駄なのでやめたほうがいいです。そんなことをするようだったら居酒屋にいって数時間ざっくばらんに話すほうがよっぽどいいです。リラックスしているのとお酒が入っていることで、よりシンプルで使える意見が出てくると経験的に思います。家庭医は夜作られるそうです。イベントだって夜作られると思います。

　　[実際例]「大阪どまんなか」

　「大阪どまんなか」は日頃外部の勉強会などにあまりなじみのない人にも参加しやすい内輪感の少ない雰囲気で開催し、全国的に有名な講師のレクチャー・ワークショップを一度に複数個体験できるイベントとしました。有名講師と間近でコミュニケーションが取れたり、ワークショップを通じて日頃出会わない他施設の参加者と友達になったりできます。嬉しいことに、講師の方々同士にも新たな出会いがあるようです。

　どの方面にもメリットがあるようなイベントにしようと、回数を重ねるたびに細かいところにも気を配りバージョンアップしていきました。ス

タッフは参加者から募り、会議は最小限、つまり、当日SNSメッセージ＋朝のミーティングで終わらせるようにしました。スタッフをすることで講師とより近い距離で話せたり、よりいい席で観覧できたり、会の運営方法を体験できたりと、よりメリットをシンプルに享受できるように心がけました。

「大阪どまんなか」を運営するには目標を持った行動が必要でした。大阪どまんなかの５Ｗ１Ｈは以下の通りです。

大阪どまんなかの５Ｗ１Ｈ

Why（開催目的・ゴール）：全国的に有名な先生方にご講演いただき、参加者は知識吸収とともに仲間づくりを行い、将来的に同様の勉強会が全国に広がることを目標としています

Who（対象者・人数）：医学生・医師限定とし、人数は約100人に設定

How（開催概要・方法論）：講義形式orワークショップ形式。1回につき4人の先生方にご登壇いただきます

When（開催時期）：年3回程度で夏休みなどの学業以外の活動する可能性の高い長期休暇を外しています

Where（開催場所・設備）：予算の範囲でなるべく空港・駅からアクセスのよい場所を設定

What（実際の内容と現場）：宣伝開始は約3ヵ月前。その時点で講師選定・承諾と開催場所の確保は済ませておきます。参加申込開始は約2ヵ月前。宣伝方法はSNSとWebで実施。専用のページもありますが、コアメンバー各自でも宣伝します。当日スタッフは約2ヵ月前から参加者の中から募集。詳しい会議はせずスタッフの大まかな仕事は約1ヵ月前には決めておいて、当日に詳しいミーティングを約15分程度で実施。会進行中はスタッフも一参加者として聴講。アンケートを行ってNPSを含め迅速に集計して次回に活用

上記のことをイベント企画のフレームワークとして準備を進めました。もちろん大前提はすべての５Ｗ１Ｈに参加者のニーズが反映されていることです。また、とくに宣伝が重要なので宣伝開始時期を明確にし、それまでに綿密なニーズ理解と開催場所・機材などのハード面の設定はある程度終えておくといいでしょう。

　「大阪どまんなか」は、2018年３月末で終了するまでの４年間で13回開催し、 1,418名の参加がありました。満足度はとても高く、NPS（Net Promoter Score：「友達にこのイベントを奨めますか？」というアンケートによってブランドに対する愛着・信頼感を数値化した指標）は＋70％以上（＋20％以上のイベントは成功と考えてよいです）のときもあり、参加者がみんなに勧めたいといっていただけるイベントになりました。講師のみなさまにも講師同士の新たなつながりができたと嬉しいお言葉をいただきました。参加者のみなさま・講師のみなさま・スタッフのみなさまに深く感謝いたします。

まとめ

- 全体を俯瞰する能力は本質をつかむ練習をすることによって培われる。コミュニケーションを通じて正しい本質をつかもう。
- 人脈づくり、スタッフや講師のニーズやメリットも考え、「全方向性メリット思考」で行動する

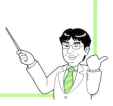

column 僕の行動指針

勉強会に参加する人ってやっぱり少ないですね

　実際例で示した「大阪どまんなか」の文章で皆さんは気づかれましたでしょうか。参加者が4年で1,400人くらいということです。イベント運営していただいている方から見ると「めっちゃ集まってるやん」とよく言われるのですが、数字的な現実はそうではないのです。

　「大阪どまんなか」ではだいたい5割弱の方が新規参加というのを統計的に算出しました。多く見積もって5割とすると4年で700名です。つまり、4学年の700人が参加したと仮定できます。医師も参加していただいており、その数を5%とすると、665人が医学生と概算できます。1学年の医学生は少なく見積もって9,200人ですから、665人÷(9,200人×4学年)×100％＝1.8%…、つまり55.3人に1人ですから110人に2人程度となります。医学部の定員が各大学100〜130人とすると各大学、各学年あたり2人参加していればいいということになります。

　実はだいたい計算通りで大阪どまんなかの公式発表では平均29大学95名の参加です。近畿圏の12大学は距離的問題から参加しやすいとして2.5倍参加しているとすると12大学60人(各大学5人)＋17大学34人(各大学2人)＝94人。統計のチカラとは恐ろしいものです。だいたい平均に近づいているというのもうなずける数字です。

　まだまだ医療系学生イベントに参加する人は少ないと考えられます。特に医学生さんと看護学生さんがコラボしたイベントが本当に少ないと感じています。本書でも述べたように、参加しないとニーズをつかんだ新たなイベント開発は進まないと考えています。自分にあったイベントを見つけてご参加ください。イベントを見つけるにはどうすればよいのでしょうか？　まずは、アンテナ自体を作らなければなりません。つまり自分の興味を理解し、それに関連したイベントをWebやFacebookなどのSNSから探し、情報がどんなところに集まるかをリサーチしていきましょう。次に、身近な情報がタイムリーに得られるように、身近にいるけれども多方面の知り合いを作ります。そうして比較的簡単に参加できるイベントや勉強会の情報を集め、友人と一緒に会に行き、いろいろな人とコミュニケーションをとって、知識や情報が膨らませることができます。その次の段階としてはイベント運営側にスタッフとして参加します。スタッフになる人は能力や人脈を持っていたり、いろいろな経験をしていたりと情報や経験の宝庫です。いろんな人と交わってさらに自分の得たい情報を集めましょう。

おわりに

　僕は医学生になったとき、「教育ができる医師になりたい」と思っていましたし、今もその夢を持ち続けています。この先何年たっても、仮に実現したとしても満足しない目標です。

　「教育ができる」を素因数分解すると、教育をする相手つまり「あなた」が存在するのです。その「あなた」に対して「わたし」がいて、伝達方法という技術が必要になりました。

　「医師になりたい」を素因数分解すると今度は「目標」「方法論」「今すべきこと」に分けることができて、目標からの引き算で考えることが必要になりました。必要に迫られたとき人間はいろいろなことを自分の経験と知識の中から打開策・解決策をひねり出します。その時にシンプルに考えることこそが前へ進めるアイデアを生みます。

　そして必要に迫られたとき人間は自分でもびっくりするような力を発揮することができますよね。僕の好きな漫画の一つ「北斗の拳」では「人間は自分の潜在能力の30％しか使うことができんが北斗神拳は残りの70％を使うことに極意がある」とあります。まさにこれなのです。勉強や仕事を進めるときも目標をもち、自分の能力だけでなく、必要に迫られたときにさらなる能力を発揮できるようにするために基礎力を常に鍛錬していく…その基礎力というのがテクニカルスキルとノンテクニカルスキルです。テクニカルな部分は人それぞれの専門分野によって違いますが、ノンテクニカルな部分はだいたい同じだと思います。そのだいたい同じ＝総論をこの書籍でまとめてみました。

　ところで、この本を書こうとしたきっかけは、いつも飲み会で話していることのカンニングペーパーのまとめでしたが、執筆していると結局は自分の夢に対してのアプローチ法をまとめていくという形になりました。以前に自分の夢へのアプローチ方法を応用して周りの人に話したとき、とてもウケがよかったのです。僕としては当たり前の考え方なのになんでウケ

るんだろう？と今になって考えました。はじき出した一つの答えが「人生の有意義な歩み方をシンプルに実践している」ということだったのです。

僕は、目標へのアプローチに対して時間感覚をもってみんなと自分のメリットを望んで実行する…ただこのことを高速に繰り返しているだけです。綺麗事はいらない、要は勝てばいい…そんなともすればアウトローな考え方で目の前の問題に当たっているだけなのです。複雑な世の中だからこそ、シンプルなアプローチが新鮮で、手っ取り早く実行できることが魅力的に映るのではないでしょうか。

いま、医療界も含め、世の中はどんどん多様化・複雑化していき、本質が何なのかをとらえにくい状態になっています。いわゆるchaosの状態です。医療の世界も多様化し、プライド同士の戦いのようなことも残念ながら見られます。本質はそんなしょうもないことではなく**患者さんが健康になると同時に、医療者も健康で職務を全うする**ことだと思います。最近は働き方改革などでいろいろと時間に対してうるさく言われることもあると思います。頼まれたら断れない人は重責にさいなまれてドロップアウトしてしまうかもしれません。そんなときもこの本を読んでコミュニケーションのレベルを上げ、頼まれごとが発生したら正しく「たたかう」「にげる」を選択できる強い大人にレベルアップしてください。人生のレベルアップのファンファーレが聞こえるうれしさ、楽しさをみんなで共有できる世の中を願っています。

ここまで読み進んでいただけたことを感謝いたします。この本に書かれている内容を実践して、さらなる高みへ、さらなるつながりを得ていただければ幸いです。

次の一手は何のためにあるのか。またいろいろなアイデアをもって実行していこうと企んでいます。

笹本浩平

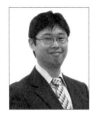

著者プロフィール

笹本浩平（ささもと・こうへい）

名張市立病院　総合診療科

大阪府立大学総合科学部（現・人間社会学部）卒。微分積分学を専攻。予備校講師を経て医師を志し、2010年京都府立医科大学医学部医学科入学。2016年に卒業後、地域の総合診療医を目指すため、福井県敦賀市の市立敦賀病院で初期研修を修了。2018年より名張市立病院総合診療科で総合診療専攻医（1期生）として診療に打ち込んでいる。

課外活動も活発で、医学生時代には総合診療勉強会「大阪どまんなか」を創設し、副代表、アドバイザーを歴任した。医学生・医療者対象のイベントを行うプランナーとしても奮闘中。

研修の傍ら数理生理学研究に携わり、微分方程式と細胞生理学のコラボレーションとして論文も発表した。

教員経験を生かし、医学教育を実践できるリサーチマインドを持ち合わせた総合診療医をめざしている。

医学生・若手医師のための誰も教えてくれなかったノンテクニカルスキル

2019年6月1日　第1版第1刷 ©

著　者　笹本浩平　SASAMOTO, Kouhei
発行者　宇山閑文
発行所　株式会社金芳堂
　　　　〒606-8425 京都市左京区鹿ケ谷西寺ノ前町34番地
　　　　振替　01030-1-15605
　　　　電話　075-751-1111（代）
　　　　http://www.kinpodo-pub.co.jp/
組版・装丁　伊佐見尚可
イラスト　鈴木順幸
印刷・製本　亜細亜印刷株式会社

落丁・乱丁本は直接小社へお送りください．お取替え致します．

Printed in Japan
ISBN978-4-7653-1784-9

JCOPY ＜(社)出版者著作権管理機構　委託出版物＞
本書の無断複写は著作権法上での例外を除き禁じられています．複写される場合は，そのつど事前に，(社)出版者著作権管理機構（電話 03-5244-5088，FAX 03-5244-5089，e-mail: info@jcopy.or.jp）の許諾を得てください．

●本書のコピー，スキャン，デジタル化等の無断複製は著作権法上での例外を除き禁じられています．本書を代行業者等の第三者に依頼してスキャンやデジタル化することは，たとえ個人や家庭内の利用でも著作権法違反です．